一炁周流

道家周天灸法
应用实录

中医古籍出版社

刘建文 著

图书在版编目（CIP）数据

一炁周流：道家周天灸法应用实录 / 刘建文著 . -- 北京：中医古籍出版社，2020.10

ISBN 978-7-5152-2158-8

Ⅰ.①一… Ⅱ.①刘… Ⅲ.①艾灸—基本知识 Ⅳ.① R245.81

中国版本图书馆 CIP 数据核字（2020）第 160032 号

一炁周流：道家周天灸法应用实录

刘建文　著

责任编辑	孙志波
出版发行	中医古籍出版社
社　　址	北京东直门内南小街 16 号（100700）
经　　销	全国各地新华书店
印　　刷	北京彩虹伟业印刷有限公司
开　　本	710mm×980mm　1/16
印　　张	13.5
字　　数	104 千
版　　次	2020 年 10 月第 1 版　2020 年 10 月第 1 次印刷
书　　号	ISBN 978-7-5152-2158-8
定　　价	68.00 元

目 录

序言　最朴素的坚守有着最为深远的感动　001
前言　我为什么要写这本书　001

第一章　传承　001
　　第一节　由武入医　003
　　第二节　口传心授　026

第二章　源流　031
　　第一节　周天灸的源流　033
　　第二节　天地间一炁流通　037

第三章　理法　041
　　第一节　立足一炁周流，打通大小周天　043
　　第二节　治百病都须先解决瘀滞　046
　　第三节　气达病灶，须举全身之力　049
　　第四节　把握阴阳——周天灸的原理　053
　　第五节　疗愈亦需由浅入深　057
　　第六节　周天灸诊疗一体　061

第七节　尊重生命，因人而异　　　　064

第四章　技法　　　　067
　　第一节　周天灸九大秘法　　　　069
　　第二节　周天灸实操示范　　　　093

第五章　应用　　　　105
　　第一节　现代常见病与相应的周天灸法　　　　107
　　第二节　周天养生灸　　　　175
　　第三节　周天美容灸　　　　179

附录　答疑解惑　　　　192

序言

最朴素的坚守有着最为深远的感动

未来医学论坛发起人 杜 嚚

刘建文兄的新书要出了,书稿写完嘱我为序一篇,我是非常欣喜的。刘先生的这本书,在我的多次叮咛、催促下,终于脱稿成书了。对于写书这件事,建文兄一直说"赶鸭子上架",确实也是为难老兄了。

我跟建文兄认识,是几年前在北京的一个午餐聚会上。他和朋友一起过来小坐,相谈了几句,我感觉到他是正统的道医传承,他的背景应该是道家的内景观察和髓脉周天的循环,所以,我们聊得很投缘,后来邀请他到杭州来小住过几天。

再后来在北京、杭州、西安等地,与他有过几回接触。相熟以后,发现他是个实在人,虽然出生在那个困难时期,没有读过多少书,但为人忠厚、讲义气。

交往熟了,我就劝他动笔,把他传承的部分和从医的经验写出来。老刘虽然平日很忙,但还是接受了这个艰苦的工作。

我想他之所以接受了我的劝告,主要还是他有着对于道家师父的感情,对于师父传承的感恩,以及对于社会大众的热爱。所以,刘建文兄用他那双拿着艾灸条和针灸针的手,这两年一直埋头撰写这部书稿。在我看来,这部书能够面世,对于所有针灸爱好者和艾灸爱好者都是一个福音。

市面上关于用药的书很多,关于针法和灸法的书却不多,尤其是有着原汁原味道家传承的书就更少了。在这本书里,建文兄把他多年行医的经验都直接呈现给了大家,实在是难能可贵。

老刘读书不多,人心眼儿好、厚道。书里写的东西,根据他的师承没做过加工润色,也没有把一些所谓的杂七杂八的内容添加到治疗和传承过程中,从而让周天灸调理和操作有了那种活化石般的价值和意义。有时候想起这批人,会有一些感动,总觉得他们是非常有意思的一批人。

几年前,我曾经在甘肃龙门洞住过一晚,那是丘处机闭关修行过的地方,如今,还有几十个道士在那里修行。那天我们去得晚了,当家的老道长一边跟我们聊天儿，一边让小道士帮他泡脚。

老道长七十多岁了，聊到道家、聊到自己，说得很实在。他说当初自己14岁当了道士，其实那会儿因为穷得吃不上饭，对道家也没有多少理解，不过是换了一个地方种地而已。

他还说："一晃几十年就过来了，没有觉得什么。最近这些年好了起来，还能讲讲课，去其他道观里看看，像做梦一样。"他总在想，如果不当道士，他的生活会是什么样？也许会更好吧。看着老道长脸上被甘肃的劲风长年吹刮所形成的皱纹，就像石头风化之后的那种沧桑感，特别真实。

老刘就是这样的人，甚至他的很多用语、用词，还都是原来一直传承下来的老的说法。他曾经试图给很多病人去解释这些"老话"，尽管病人往往并不理解他想说的内容，但调理的效果都很好，每每有奇效，所以他也有了自己的拥趸和粉丝。

老刘每回见到我都很开心，跟我有说不完的话，我觉得别人实在是不太能理解他。所以，每一回他都特别想多说一些，但是往往都用酒来表达了。每次见面，我都喝得很开心，而真正说了些什么，最后都忘掉了。

我总在想，那些所谓在学院和研究所里搞深入研究的人，其实是既孤独又冷僻的，做的事情出不了小圈子，真是有点凄凉的况味。真的很羡慕像老刘这样的活法，大碗喝酒、大口吃肉，想喝就喝、想睡就睡，过着颇为洒脱的人生。

最主要的一点，是他活得真实，可以服务到很多具体的人。他有着真实的、活泼的人生，同时又扎扎实实为中国的文化、道家的医学保留了那些质朴而生动的传承和方法。这些方法，可以为许多中医爱好者和一线临床医生提供宝贵的经验和治疗思路上的启发。

愿读者朋友们，能从这本书里有所收获。

前言

我为什么要写这本书

道医是一个比较宏大的体系，我师父传给我的这一派，整个运用的理论基础，就是周天功，也就是打通小周天、大周天。我后期调理和应用都是从周天功出发，整个治疗体系叫周天灸法。

我是1960年生人，出生在海拉尔。我那时脑袋挺大，脖子细小，但是特别淘。后来我父亲看我身体很瘦弱，就让我习武。8岁时，他给我找了一个师父。12岁时，经师父点化，我很快就学会打坐，包括站功，还能够内观，也叫内视。内视是一个最基础的功夫，随着功力的修炼，达到自身结丹，将真气聚到丹田，感觉丹田有一个气团，慢慢就聚成一个球状的东西。要想把气团定住，就意守它；如果想让它动，就导引它，它就会沿着小周天路线，沿着任督二脉循环。你想让它走到哪儿，它就可以走到哪儿，做大周天循环。

那个时候，我就对这个很痴迷，不断练功。我的师父平时会给人调病，我看到他弄一些药贴到别人特定穴位上，针一针，或者灸一灸，这人病就好了。师父常讲，道家这些功法，都是口传心授，从过去一代一代传承到现在。

后来，我在锦州市正式申请了营业执照，成立刘氏灸康复中心。通常一说针灸，就以为拿针刺，实质上针灸是两种操作方式，既有针刺，还有艾灸。我想强调一个"灸"，所以我起名叫"刘氏灸"，刘氏代表我这个门派用这种方式。后来，我运用刘氏灸调理了各种疑难病症，很成功，对人体没有副作用。我用的天灸药是根据不同的病症用中药调制成不同的配方，把药敷在人体瘀结或者脏腑里头有病灶、病变的地方。通过天灸药的药理，加上艾灸火的力量，再加上针刺的疏导作用，针对一些经络不通、阻塞、气血瘀阻的症状进行施治，取得非常良好的效果。

道医把人体看成一个整体。我师父教我修炼小周天的时候，也是说要把人体看成一个整体。按道家阴阳思想，修炼的时候，要把身体看成一个球状。人的气，通过任脉到督脉交接的时候，再通过口腔闭合，舌顶上颚，不断产生津液、口水，在修炼上叫金津玉液，再送到下边，最后形成循环。当气血循环到一定程度时候，就会结丹。如果你能够内视、内观，就可以看到这个丹；如果你不能够达到内视，至少也可以感觉到。内丹相当于人体一个核能，聚者有形，散者就无形了。在修炼结丹当中，人体就呈现一个球状。它外边是一个气场，气场里边是一个光场（光的能量场），在光的能量场的中间才是我们的血肉之躯，它有皮，有肌肤，有骨髓、脏腑。

扁鹊见蔡桓公，既没有给他切脉，也没有问他任何问题，只是看到他以后，就说他病在表里，病在肌肤，最后病入骨髓。实际上这个故事，不是空穴来风、胡乱编造的，它讲述了人的气场变化的道理。

一个人没有得病时候，他的气场是浑然一体，上下左右的气非常均匀。当他有病了，他的气场弱了，弱了以后，最后透到他的光能量场了。等光能量场全部乱了的时候，就透到肌肤，透到脏腑。

一般人得病的时候，首先能够感知到表里受风了，受寒了。实际在受风受寒的时候，气场和光能量场就弱了。外邪已经侵入了，就会有一些临床症状。这个时候是很好治疗的，很快就能修复。但是如果他没有去及时治疗，没有拿这个当一回事，或者延误了，他的病继续进入第二层次，即进入肌肤。这个时候去医院做各种现代检测，很可能查不出什么问题，只能说处于亚健康状态。这个亚健康状态，也就是病在肌肤状态。

等到第三个层次，医院里的科学仪器都能看到了，查得到了，就进入一个膏肓状态，已经形成了一个实体的病灶，这时治疗起来就很费劲。我们人体在退病的时候，也遵循着这个规律，先从表里退，然后是到肌肤退，最后再到退入脏腑里的膏肓。我在运用刘氏灸调理疾病也是分三个阶段。

在中医和道医里，常常讲"气滞血瘀"，一般说有气瘀、血瘀，还有心瘀。心瘀有无形的，同时也会体现在有形的层面，比方说过度的欲望，或者说追求一些不切实际的想法，过多的内耗，自然就造成心瘀，心经就会瘀阻。

心瘀是怎么造成的？就是每天给自己制造压力，制造病。比方说有的女性乳房胀肿，就联想到别人得的乳腺癌，最后切除，每天在害怕，总是在担心，跑医院一查，医生说可能有些增生，有时候也叫乳腺增生炎，但她没有炎症，只是一种气瘀的现象。虽然吃一些止疼药或者喝一些中药,但达不到病灶,没有治好,她心里头压力更大。所以,只要自我身心调节,加强自身修炼,就能解决心瘀、气瘀的问题。前人流传下来的导引术或桩功,就是非常有效的方法。

现在越来越多的人开始接受艾灸养生,似乎认为艾灸没有任何的副作用,其实不然。不管什么疗法,包括艾灸,都是双刃剑。有阴,必有阳,再好的东西,必然有一个反面的作用。艾灸也有禁忌和副作用,有很多老年人,因为气血不足、肾阳不足,导致穿很厚的鞋,也会脚凉。他拿艾灸来灸,脚底发热了,但有一些寒湿会从脚底下逆行,可能进到头了,进到脏腑了,反倒脏腑或者头不舒服了,气就瘀到那里了,这要出大问题。头几年时兴泡脚,甚至用艾草、红花、川芎去泡,泡后,有的说脚不凉了,膝盖也不疼了,不过胃肠犯病了,有的时候心脏突突了,那是因为气血逆行了。同样艾灸也会逆行,因此做治病灸,需要有专业人士指导。如果只是养生保健,就灸百会、膻中、气海、关元、足三里、命门穴位。因为在灸的当中,会不断地提升身体的元气,一般都没有副作用。

刘氏灸法会配合外敷的天灸药。内服药的配伍,药如果用不对了,会反,所以用药的限制很多。而外用药不受这方面限制，因为它不进入人的脏腑，它是通过经络去发挥药性。在外敷药物的配伍上，有时候故意让它去反，才能起到疗效。道家天灸法传承下来有很长时间了。我师父说，我们调理用的天灸药没有任何副作用，但是要注意人的耐药程度。像我说的药用多少克，只是我在调理时实际参考的东西。这个用药不能完全照搬，因为每个人的病不一样，同样的病，有的人还有其他一些并发症。所以，我写作本书的最终目的，是想阐述源自道家的周天灸法。如果能掌握灸法这个核心，至于药方怎么配，药用多少克，只是在这个核心指导下的一种方法而已。

历朝历代的道家，都注重修炼内丹。服食内丹，副作用很大。对于我们普通的人，没有机会修炼内丹。一般得了病，气血瘀堵了，我们就利用天灸药、艾灸、针刺，把瘀堵的东西化解掉，把身体调节平衡。气血平衡以后，经络通了，百病才消。

我从十多岁得到师父的真传，掌握了内丹术与外丹术，也掌握了周天灸法。当年我开店挂牌"刘氏灸"的时候，大家都不知道灸是什么，更不知道怎么用灸来调理身体。现在国家大力复兴中华传统文化，大家才开始学习老祖宗传下来的这些好东西。所以我把这些东西写出来，让从事灸疗这个行业的人，以及普通百姓能够了解到这些，对他们起到一个抛砖引玉的作用。如果只是我一个人掌握这个方法，一天到晚把我累死，也帮不了几个病人。如果有更多人掌握这个方法，就能让更多人受益，为社会多做出一些贡献，我想这就是我最大的愿望。

第一章

传承

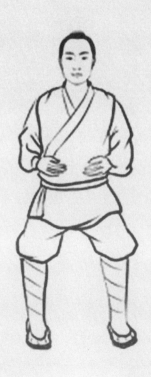

我从8岁开始跟随师父学武，后又学医，从正式拜师，到恩师准许我自立门派，历经十多年。后以周天灸术帮人们调理身心几十年，深感师恩厚重，此生无以回报，唯望所传承之"周天灸术"能保更多人身心平安，以报师恩。

第一节　由武入医

此次准备书稿的过程，亦是对自己从学艺到行医几十年经历的回顾。我在构思本书内容时，原来打算着重放在周天灸理论与实践的，后来决定将我跟随恩师身边学艺十几年经历中的一些往事，借这本书郑重地呈现给读者。有此调整，并不想拿些奇闻趣事浪费读者宝贵的时间，真正的原因是我本想把"周天灸"中"让人的生命恢复本然状态"这一真谛传递给大家时，竟然发现自己身心的成长，都离不开我在恩师身边的一桩桩日常小事。正是经由这些琐碎的日常，我的品格、为人和处世才慢慢形成，武功与医术才能渐入佳境。而在此过程中，师父一直则是以身示范，耐心等待和陪伴。这个道理我小时候是不懂的，还以为自己学有所成都是靠吃苦耐劳与勤奋。

1. 跟"赤脚医生"学武

1960年,我出生在海拉尔,一个靠近中国最北部的城市。我上面还有一个姐姐,两个哥哥。我出生时正赶上三年自然灾害,身体很瘦弱。母亲后来回忆说,她怀孕时都吃不饱肚子,在我小时奶水不足,以致我营养不良,那时姐姐送我外号"小萝卜头"。在我8岁时父亲看我身体瘦弱,想让我强壮些,便问我是否愿意习武。我回答父亲说,愿意学。我父亲与我恩师是朋友,那时候我恩师以行医为生,在当地很有名气,找他看病的都是熟人互相介绍的。我后来才懂得,我师父其实是得了道医真传,但那时他从不跟别人讲这些。大家就称师父为"赤脚医生"或者"土大夫",就是在民间行医的医生。

那年春天,我父亲提了两瓶酒和两包点心带我来到师父家。师父中等身材,双目炯炯有神,穿一身布衣,很整洁,也没有补丁。要知道,那个年代,不论大人小孩的衣服大部分都有补丁。记得师父先问我:"习武很苦,你行吗?"我回答:"没事,我不怕吃苦。"师父看了看我,没有再说什么。我父亲赶紧让我给师父磕头拜师,师父却把我拉起说:"磕头就先免了吧,能不能学下去还不知道呢，以后再说吧。"就这样，师父就算答应教我了。我家那时住在海拉尔头道街，离西山很近，师父家和我家很近。当时师父就带我来到西山边上一个场地说："明天早上五点半，你就到这里来练，今天就回家去吧。"然后师父就跟我父亲喝酒聊天去了。就这样，从 8 岁开始，我就跟我的师父开始习武了。

2. 一个人的练武场：磨性子

我还记得，开始跟师父学武的第一天，我早早来到练武的场地。师父早已到了，教我怎样练拉筋、正踢腿、里摆莲腿、外摆莲腿，并提醒我一些注意事项，然后就说："你就每天这样练吧，什么时候能正踢脚踢到脑门，我再教你新的。"说完就准备要走。我赶紧问，明天我几点过来。师父当时表情严肃地对我说："你以后自己在家里练，或者到这里练都可以。什么时候拉筋腿不疼了，脚踢到自己头上后再来找我。"说完，师父就走了。我一个人孤零零地待在练武场，心里难过了好久。但一想到能跟师父学到功夫，而第一次见师父时他觉得我不一定能坚持下来的话，反而决心一定要练下去。就这样，我每天重复练师父教的拉筋、踢腿、摆莲腿，一趟又一趟，反反复复，开始两条腿又酸又疼，慢慢才适应了。大约半个月后，我觉得正踢腿能踢过脑门了，拉筋腿也不疼了，就高兴地跑到师父家跟师父说："我能踢到头了，筋也不疼了。"师父说："好，明早咱一起去练武场，你演示，我看看。"

第二天一早，到了练武场，师父说："你练练，我看看。"我把正踢腿、里摆莲、外摆莲、拉筋全部给师父演练了一遍，等着师父的指点，师父停了停才说："你看我练的。"师父亲自示范给我看，正踢，脚尖踢到了下巴，侧踢，踢到了耳朵。然后身子轻轻一纵，原地做了一个横劈叉，然后身形一纵，居然原地站了起来。当时我看得是目瞪口呆啊！师父也没多说什么，就开始手把手地给我详细讲解几个动作的要领，怎么踢腿和劈叉，然后开始教我练弓步、马步、仆步、虚步等一些武术基本功，最后又对我说："你回去自己练吧，什么时候都能做好了，再来找我。"就这样我又开始了自己练功的日子，每天早晚都坚持练，依旧两腿又酸又疼，直到练得不酸疼时。时间又过了半个多月，再去找师父指点，然后继续练。就这样一来一往，坚持练了有半年多，师父教我的功夫也越来越多。

回想小时候跟师父习武那些年，真没少吃苦受罪，中间曾经好几次都想放弃了。记得海拉尔那里的冬天，最低气温经常零下三十多度,外面冷到滴水成冰。每天早晨躺在被窝里暖暖的,一想到要跑到练武场,在寒风中踢腿打拳,心里能给自己找出一万个理由不起床。那时候练武,师父也不天天陪着练,父母也不逼迫,自己练不练没人管,可我总记得师父常说:"一日练一日功,一日不练十日空。"每次自己想偷懒不练时,都要说服自己咬牙起来去练功,就这样月月年年坚持下来了。后来才慢慢明白,这些也都是师父在一点点地磨炼我,过了这一关又一关,才能跟师父学到真功夫。如果自己不努力,经不住考验,最后肯定什么也学不到。

3. 走进中草药的世界

我上小学时,社会运动进入高潮,学校也经常放假,大家不能正常上学了,也不正经看书学习了。记得有一次到师父家去玩,看到师父正在家里用"药碾子"碾中药材。师父看到我来了,就招呼我说:"你来得正好,蹬药滚子碾药。"师父给我示范了一遍,指着地上的一堆药材说:"把这些药都碾碎。"他转身就忙其他的事去了。我嘟嘟囔囔了半天,心里不愿意,可没办法,这是师父安排的事,又不能不做。就这样,碾了好久，累得浑身大汗，好不容易才把那堆药材都碾碎了。当我把这些药粉收好后，师父进屋看了看，问："累吗？"我硬着头皮说："不累。"听我这么答，师父又告诉我："你用筛子把碾碎的药粉过滤一下。"当我终于把碾碎的药粉用筛子过滤完时，没想到师父又对我说："你把刚筛出来的药渣用碾子继续碾碎，然后再过滤一次。"听到这里，我几乎要崩溃了，心里想碾药这活干到什么时候才算完啊！就这样，碾了筛，筛了再碾，一遍又一遍，一直忙了大半天。师父看了看，说了句，可以了，这才算把活干完。那会儿我已经累得不行了，腰酸腿疼，开始心里还有各种念头，干到后来反而啥念头都没有了。碾完药，师父让我坐下来，给我详细讲解那些药叫什么名字，为啥要碾碎、过滤等。那时候我还小，对这些药材的事没啥兴趣。不过，师父怎么讲，让我做啥，我还是按师父的要求做，一点也不敢马虎。最后，师父说："明天我带你进山去采药，早点过来。"听到要到山上去，我兴奋得快要飞到天上去了。

第二天，天才蒙蒙亮，我就急不可耐地跑到师父家里，是在师父家吃的早饭，还记得那天师母烙的大饼格外香。出发时，师父带了采药专用的镐头、药筐，背上猎枪，还把家里的猎狗也带去了。一路上天气很好，阳光明媚。师父骑着自行车带着我，大黄狗一路欢快地在前面跑。它对这里的路线似乎很熟，看来师父进山采药常常带着大黄狗。这一路走平道或下坡时，我就坐自行车上，爬坡时，我就下车小跑跟着师父。大约走了个把小时，我们就到了，可以采药了。师父边走边采药，还一边教我怎么分辨药材，什么是草乌、黄芪、甘草、防风、大蓟、小蓟，每种药该怎么采摘。从那时开始，我才知道我碾磨的那些干药材，原来是从这些鲜活的草木的根、茎和叶变来的。以前一直把那些干药材看作没有生命的，以后再看那些干药材时，心里的感觉就完全不一样了。在山里的时间过得好快，不知不觉就到了中午。我们坐下来，吃师母给我们做的饭菜，渴了就喝几口山泉水。下午师父居然还打了一只野兔子，傍晚下山回家时，来时空空的药筐已装满了各种药材。第二天再去师父家时，看到师母正在把我们昨天采的草药分类、处理和晾晒。师母就招呼我一起边干活边拉家常，问我上山采药累不累，我说："有点累，但很好玩，昨晚睡一觉就不累了。"师母连忙对我说："中午留家吃，今天炖你师父打的兔肉。"师母那天的山兔炖得实在是太香了。回想那些年，师父和师母都把我当自己家的孩子一样看待。师父平时不怎么表达，师母知道我一个孩子跟师父练武、学医要吃苦，平时总是嘘寒问暖，家里有好吃的都留着让我吃。多年以后，我每每回想起，心里总是涌起一阵阵的暖意。

那是我第一次跟师父进山采药。从那以后，每年学校放寒暑假，师父经常带我进山采药。不知不觉地，在师父的引领下，我走进了这个中草药的世界。

4. 习武学医，先要学做人

我小的时候脾气很倔强，又特别顽皮淘气，在家不受父母的管束，在外面也经常惹各种麻烦，从小到大没少让父母操心发愁。现在想起来，我父亲送我去跟师父习武学医，一方面是希望我能强身健体，学一门手艺至少衣食无忧，另一方面，其实还希望师父能平时管束着我。记得我中年以后，有一次回老家看望父母时，我父亲感慨地对我说："幸亏你小时候一直跟在你师父身边习武学医，让你那精神头才用在了正道上，就是你干些过火的事还有你师父能管得住你。否则，在那社会动荡的十年里，如果任由你乱闯荡，再加上你那臭脾气，肯定闯出什么大祸来。"仔细想想我父亲说的这话，说的确实是实情。父母于我有养育之恩，我师父则是教我如何踏实和规矩地做人。如果能做好这点，才可以帮助别人。

刚跟师父学习那几年，不知不觉我有了很大的变化，就是能沉下心来干一件事，有一股狠劲，不管是习武还是学医，这也是被我师父带徒弟的法子给逼出来的。刚入门学习的时候，师父都先让我从练基本功开始，也不多讲什么道理，给我示范一下，然后就让我去练去做。几个月甚至半年，除了吃苦受累不说，还要耐得住枯燥和寂寞，比如在练武场一个人练基本功，还有像碾药粉那些苦活，我敢肯定，就这一关没有几个人能扛得过去。我那时就是心里想争一口气，不想被师父看不起，咬着牙扛过了开始那段难熬的日子。后来才慢慢明白，那既是师父对我的一种磨砺，同时也是对我的一种考验，看看我有没有习武和学医所必需的韧性。过不了师父的第一关，师父是不可能教我真东西的。那些日子，看到我的点滴变化，我爸我妈都看在眼里，心里别提多高兴了。母亲总是悄悄对我父亲说，这孩子比以前懂事多了。

进入高中以后，也许是青春期的原因，又赶上那个动荡不安的年代，我心里总有一种莫名的冲动。加上身上又有些武功，经常为朋友打抱不平。有时头脑一热还会打架伤人，为此没少让父母着急操心。有一次，我母亲实在气极了，关起家门狠狠地打了我一顿，那次我没往外跑，就忍着让她打，结果母亲的手都打肿了，几天都没消。我爸爸心疼我妈说："你消消气，这小子现在身上有功夫，你打他就像给他挠痒一样。"后来我师父知道这事，啥也没多说，就带我来到了练武场。师父说："懂嘎，上手吧，看看你最近练得如何。"从小我师父叫过我"懂嘎"，多半是对我不满意的时候叫。我也顾不上那么多了，便使出浑身的招数向师父猛攻。师父对我一点不客气，每次只要粘上手就把我狠狠地摔出去，我根本无法近他身。那天我被师父打惨了，摔倒，再来，又摔倒，再重来，直到累得爬不起来了。这时师父才看着我说："就你这点本事，还敢到外边去嘚瑟，我教你练武是为强体防身，不是为了逞强好斗，自己身上越是有了功夫，就更要讲究武德。"从那以后，心里再有冲动逞强的想法时，就会想起师父的话。随着年龄的增长，自己的脾气慢慢平和下来，虽然自己的功夫越来越长进，知道自己出手能伤人，反而更加懂得了德行对习武之人的重要性。

5.师徒情深如父子

从 8 岁开始跟师父学武的头两年,师父不叫我大名,平时就叫我"懂嘎"。对于师父给我起的这个名字,我大姐解释说,有既懂事又嘎咕的意思,我听着心里别扭了好长时间,不过,这名字的确蛮像我那会儿的个性的。过了几年,那时边练习内功边学医,人也变得听话了些。师父下乡行医时也开始带着我,我的表现让师父高兴的时候,师父就叫我"三宝",这名字也是师父给起的,我挺喜欢的。我原以为是我在家里排行老三的缘故,后来才懂得"三宝"既指人的"精、气、神",也指老子在《道德经》所推崇的为人之道:"我有三宝,持而保之:一曰慈,二曰俭,三曰不敢为天下先。慈故能勇,俭故能广,不敢为天下先,故能成器长。"现在每每回想起来师父那些年叫我这两个名字的音容笑貌,心里格外亲切,才懂得那些年师父对我的年少鲁莽、愚钝所怀的那份宽容与耐心,并始终持有一份殷切的期望。那么多年,师父每天就这样叫着我的名字,不急不缓地等待着我的成长。

那年正在跟师父练棍术,有天晚上我突然发高烧。看我烧得难受,母亲就用冷毛巾敷、用酒搓身子,折腾了一宿也没退烧。第二天打针没效果，持续高烧了两天。第三天，师父就到我家来看我，给我外敷中药、扎针，当天晚上烧就退了。师父对我妈说："这孩子没事了，明天我再过来。"就这样连着调理三天后，我就痊愈了。事后听我师母说："你生病后，连着两天没来师父家练功，你师父就跟我说：'这孩子可能病了，我得去看看。'"从那次生病以后，我心里对师父的感觉就开始一点点地改变了。原来自己想的就是跟师父学功夫，平时也觉得师父对我也是不冷不热的。除了给我示范，就知道不断地督促我练习，每天翻来覆去就是这些。我虽然佩服师父的功夫，但心里跟师父很生分。从那以后跟师父日子越长，才慢慢感受到了师父对我的那份亲情，理解了师父的良苦用心，才懂得了师徒如父子的深义。

6. 从无极桩到周天功，初识外丹药

当我武术基本功练得比较扎实后，师父才开始传我"太乙拳"。后来我才懂得，师父武术师承是道家太乙一脉。师父告诉我每周一、三、五早上过来学拳，一连三个多月，每天都练这一套太乙拳。自己觉得已经练得非常熟练了，就对师父说："师父，能教我新的

拳法吗？"师父看了看我说："你用最快速度打一遍太乙拳。"我立刻兴奋地用最快速度打了一遍，做完收势，心里有些得意地站在那里，不过自己还是止不住地呼哧带喘着。师父看看我说："你看看我练的。"就见师父也打了一遍，又快又猛。收势完成，师父站在那里面不改色，气息平缓。师父看着我一脸的惭愧，对我说："练拳不练功，到老一场空；内练一口气，外练筋骨皮。"接着又问我："你打完拳口里干不？"我说："口干舌燥。"师父想了想说："明天下午到我家里来。"

第二天下午，我心里带着疑惑来到师父家。师父说："今天不练拳，教你练内功。"接着师父就开始教我站"无极桩"，告诉我桩功的要领后，他就忙别的事去了，让我一个人在那里站桩。大约站了一小时，师父回来问我有什么感觉，我说没有什么感觉。他说："你意守下丹田试试，觉得小腹有热气团吗？"我试了一会儿，回答说："没有。"他笑了笑说："你先休息一会儿，喝口水，再重新站桩。"一会儿师父在我小腹处的"气海穴"、后腰处的"命门穴"外敷两贴药后，又给我仔细讲了一遍站"无极桩"的要领，然后在旁边点起了一炷香，说："这次你要站完一炷香。"待那一炷香燃尽以后，师父又问我："这次有什么感觉？"我说："开始时脚底发凉，然后有凉气出现在小腹、后腰、脚心，过大约半小时后，小腹和后腰开始发热了。"师父听完，让我用意念把热气往下丹田聚，等我又站了大约一炷香工夫后，觉得下丹田有个气团。之后师父就教我如何"收功"，并交代说："你这几天没事就到我家里来练站桩。"就这样连续站了几天后，脚底再也没有凉气。后来我才知道，师父给我外敷的中药，就是师门秘传的"外丹药"。师父开始给我讲什么是大小周天，又一步步地教我怎样练小周天，然后怎样"结丹"。这期间师父教我怎样做艾灸，还经常指点我尝试着给他艾灸。

我开始习练内家功法以后，每天练习的内容也变化了不少，除了练拳之外，有时间就练站桩，打坐练小周天。师父再看我打拳时，要求也和以前不一样了。偶尔会指点我一下，学了内功再打拳时，要步如狸猫，发力时如猛虎下山。就这样一起练了拳法和内功一年后，打拳时从原来的呼哧带喘，渐渐变得呼吸深厚而均匀。师父又对我说："不管你以后是打拳，还是行走坐卧，都要保持练功的状态，做到站如松、坐如钟、行如风、卧如弓。"

练习内功再打拳还有一个意外的收获，就是练功不像原来那样费鞋了。因为刚开始练武时，每天打拳又踢又蹦，几十个来回，练功的鞋很容易磨破，没多长时间就要换一双新鞋。总听母亲唠叨说："自打你开始学武，一是吃得多，二是费鞋。"要知道，那时我穿的鞋可都是母亲一针一线纳鞋底做的啊。我带着内功打拳时，身上的劲力跟以前完全不一样了，脚上的鞋自然而然也磨得没那么厉害了。

7. 医武同修，学无止境

从我上初中开始，师父就开始慢慢教我源自道医的周天灸法。其实，说开始教，也没有什么特别的仪式，也就是一点一滴地随着日子慢慢地学着、练着。我最开始接触艾灸是从帮我师父艾灸开始的。大家心里可能奇怪吧，我毛孩子一个，也还没学过，怎么就给师父艾灸？可真的确是如此啊。记得有一次师父对我说："我腰不舒服，你去把艾条点着，给我灸一下。"然后把艾灸的手法跟我交代一下，然后在床上侧躺着说："来吧。"我刚开始有点蒙，然后就乖乖地按师父的要求一步一步地做起来。刚开始还能认真地做，可经常是每个动作重复十多分钟，做着做着心里就烦了。脑子就胡思乱想起来，手法上自然就开始糊弄人了，忘了师父的规矩。奇怪得很，我一走神，师父后背就好像长着眼睛能看到一样，说："做得认真点，提点神。"就这样，那阵子，师父经常让我给他艾灸，一做就要一个小时。我心里很不乐意，有这时间还不如多玩会儿或多练会儿武呢。慢慢地，做的次数多了，我心里也就渐渐静下来了。

那些日子，我练习内功已经两年多了，打起拳来和以前已经有了很大变化。内气能在周身运转，打拳后全身气血通畅，特别舒服，练功已不再是苦差事，而变成了一种享受。我此时才真正明白了"练拳不练功，到老一场空"，再往深里想，如果没有师父传承我内功，我怎么可能感受到练拳还能达到这种境界呢。有了这个基础，后来师父又开始教我怎样观察气场，能感受到自己或别人的气在人体内运行，那种感受真是太奇妙了。也就是从那开始，师父再让我给他做艾灸时，我心里对艾灸的感觉就跟以前完全不一样了，开始变得生动有趣了。我现在才明白，师父刚开始让我给他艾灸，除了让我慢慢熟悉艾灸，磨磨我的性子，另外还有就是借着艾火帮他躺在那里练功呢。接下来的日子，师父开始给我讲天灸药、艾灸手法，后来还讲针灸和其他方法，每次也不多讲，讲讲练练，练练讲讲。就这样一天一天，一点一滴，"周天灸法"就在我身体里慢慢地成长起来了。没有书本，没有课堂，只有师父在我身边的陪伴。

几年后，师父才正式收我为徒了，我终于得偿所愿。这些年，我瘦弱的身体也慢慢强壮了，我不仅学会了太乙拳，而且学会了内功，也刚刚迈进了周天灸的大门。

8. 随师父行医，见多识广

记得有一年冬天放寒假，师父说："你跟我出门行医去，大约要十多天。"我非常高兴，回家与父母一说。母亲开始不愿让我去，父亲则支持我跟师父到外边历练历练。师父带着我到了牧区后，遇到的第一个病人是个老头，他躺在床上哼哼唧唧，家里有儿子、媳妇和孙子孙女一大家人。他儿子对我师父说老父亲病了几个月了，吃药也没效果，疼痛不能走路了。师父给病人看过后，对他儿子说，去多弄些新鲜的牛粪来。小伙子愣了几秒钟，才转身出去找牛粪。回来后，弄了很多冒热气的牛粪，师父对他说再准备些酒。他走后，师父把随身带的天灸药粉，拌进牛粪里调均匀后，外敷在那位老牧民后背的督脉上、双腿上，又在头部、身上针刺上,半小时后患者开始说冷,双脚冒寒气。这时师父点燃艾条,让我按照日常所学灸法,在老牧民的肚子上施灸。一边灸我就用"内观法"观察到老人的脚底开始冒黑气,慢慢地,老人的头部开始变得明亮起来,又过了一会儿,上半身的黑气减退后开始呈现银白色了。这次跟师父出来行医前,师父就跟我交代说:"行医过程中,我让你做什么,你就做什么,你'内观'到什么也不要对别人说,否则就会给我招惹麻烦。"我自然按师父交代的做,从不乱讲话,后来才明白师父这样跟我交代的原因。那时正是非常时期,"赤脚医生"看病,说些大家不懂的事,反而自找麻烦。

给老牧民施灸两个小时左右,我"内观"到他脚底已经不再冒黑气了,患者感觉非常舒服,脚也热了,不过他骨头里还有黑气。师父又把药外敷在他前胸的任脉上,在他后背的督脉、腿上针刺,我又观察到他骨头里的黑气开始从脚底下排出来。就这样,一上午治疗完后,患者说身上不那么疼了,腿脚也有热感了。中午在老牧民家吃饭,主人给炖了狍子肉。师父与主人坐在桌上喝老烧酒,我在旁边站着。师父叫我过来吃饭,我才敢上桌吃饭。当时我也饿了,吃的炖狍子肉好香。老牧民的儿子感激地对师父说:"你太厉害了,用点牛粪就能治好我父亲的病，我怎么不知道牛粪能治病。"师父哈哈一笑，说："光牛粪是治不了你父亲的病。"我心里明白，还要往牛粪里加天灸药。

接着又在那里停留了好几天，给其他几个人看病。每天从早忙到晚，挺累的，给师父帮忙打下手，吃的却好。那时牧民家都有猎枪，能打到各种猎物，什么野狍子、野兔、野鸡都能吃到。等我们要离开那里回家的时候，那位原来不能下床行走的老牧民已能下地走路了，腿也不疼了。临走前，师父治疗过的病人都给师父送了各种东西，有冻鱼、野狍子肉，还有野猪肉，表达感激的心情。那个年代都很穷，有的人家没有现钱付诊费的，就送野物。跟师父行医回来，师父还给我父亲捎了些野狍子肉和冻鱼。我心里美滋滋的，自己也能靠劳动给家里贴补些吃用了。

9. 授人以渔，治病救人

高中那年放暑假，我跟师父到乡下给人看病，我们住在当地公社王书记的家里，那时候，书记就是全公社最大的领导了。王书记对师父说："这次请您过来除了给我老母亲治病，还有一个本村的民兵队队长。他当时年龄四十多岁，一年前得了脑血栓，留下后遗症,已不能下地干农活,家里三个孩子都小,还有个八十多岁老婆婆,一直四处治病,也不见好转只能卧病在床。"王书记带我们到那位民兵队队长家里时,那个病人的老婆愁眉苦脸地对师父说:"大夫啊,请您给我当家的治治吧。他得病后,我们家全靠我一个妇人家下地干农活,为治病已经欠了一屁股外债,全家人都快愁死了。请您看病的钱还要等秋后卖了粮食才能给您。"

然后,病人跟师父说了自己的病情,原来身体好好的,睡觉起来半边身子就没了知觉,麻木不能动了。去医院打了十多天针出院后,半个身子又都是僵硬麻木的而且特别凉。师父诊完脉后对他说:"你的病是从风寒上得的,得病前喝了不少酒吧,而且还行房事了。"病人很惊讶地说:"你怎么知道?"师父笑着说:"你醉酒后行房本就元气大亏,在伏天敞窗户睡觉,被邪风吹了,受了风寒。"

师父边给病人治疗,边对女主人说:"你当家的这个病,要持续治疗一段时间。我这几天给他治疗时,你跟我学学怎么艾灸。等我们离开后,你可以自己给他治。"随后几天,每次去她家治疗时,都教她如何外敷天灸药、艾灸。我们在那里住了十多天,回家之前,那位队长也恢复得很好，手能拿东西了，能挂着拐杖行走了。师父给他老婆留下一个多月的天灸药，并叮嘱她在家继续按所教的给她当家治疗。后来听说，她一直坚持治疗，病人也痊愈了。

10. 心怀慈悲行医济世

师父每次出外行医回家前，都会从收到的诊费里拿出一部分包起来交给我说："替我收好，放你家里最安全的地方，不要跟别人说，我用时会找你拿。"我心里不明白师父为什么这么做，但也按师父说的做了，趁我家没人时在院子角落里挖了个坑，把钱装在一个陶罐里，然后埋起来。我一直替师父守着这个秘密，但心里总觉得师父似乎背着师母藏钱不太好。后来才慢慢发现，师父找我拿钱原来是给那些没钱看病的人贴补买草药，因为给病人治疗时配药，除了师父自己在山里采的草药，还需要到药店买药，这钱又不是个小数目。又怕经常这样惹师母不高兴，就备着一笔钱做急需。师父有时会对我说："病人找到咱，能治，就一定要治好救活，甭管人家有钱还是没钱。"就这样，我一直给师父做了好几年的"存钱罐"。几年后，有一次师母对我说："其实我早就知道你师父经常背着我给病人补贴药钱，我怎么会反对呢，我一直没有跟你师父说破这件事，也是怕你师父帮助那些没钱看病的人时反而有顾虑。"

每次跟着师父到乡下行医时，师父都会到附近的山里去采药，有时，师父边采药边感慨地说："你看这满山尽是药材，可是当地的农民天天守着这些药材却不认识，不知道怎么利用常见的中草药防治一些常见病，反而因为家里穷还看不起病。"因此，在乡下行医时，师父总会趁治病休息，抽空在村口大树下和围坐的村民唠嗑时，给大家讲如何采一些常用草药，以及简易的保健治病方法，比如怎么采摘艾叶加工成艾条，怎么做日常的保健灸，啥季节可以采摘黄芪嫩叶、刺玫花和果等，怎么把药材嫩叶晒干后泡水当茶喝，预防感冒，如何用随手的小工具，比如瓷碗边缘，刮痧。

1978年改革开放后，师父在大兴安岭地区，多年给人治病结交了很多朋友，当地的野生中草药品类丰富且数量众多。为了帮助当地农牧民改善生活，师父就告诉当地有声望的朋友，组织当地农牧民上山采摘中药，然后师父定期去从他们手里收购中草药，这样能为当地人增加一些收入。但为了防止中草药资源被乱挖乱采，同时，又让采药能成为当地人民持续而稳定的收入来源。师父按照药农的传统,在收购药材时给采药的农牧民定了规矩,比如哪些药不能挖根部,只收购茎和叶,没有长大的幼苗药不收(不够年头的药)等等。这个方法让当地一些农牧民靠采药增加了收入,生活得到了很大的改善。大家都自觉地遵守着师父传承的药农规矩,因此,当地的野生中草药资源一直保护得很好。

第二节　口传心授

习武行医多年,偶尔有朋友问起我习武和学医的经历和过往,他们关注的往往是我跟师父学的"周天功法"和"周天灸术"。可我每当谈起这个话题,脑海里先忆起的却是我在师父家度过的日日夜夜。那些日子有过痛苦,也有欢乐。时光虽已远去,但师父和师母的音容笑貌,还有他们的一言一行都历历在目。

随着自己年龄和阅历的增长,我慢慢才明白,但凡文、武、医、艺这些中国传统文化的传承,大都以师父带徒弟的方式。首先是为人处世的品德的传承,然后才是道艺的传承。徒弟在师父身边学艺,短则几年,长则十几年,从师父的一言一行,举手投足之间,学的是对人世和人生的态度、为人处世的方式。有了这个条件,才能体验和感悟到生命真正的内涵,学艺才能"功夫上身"。因为"学艺"不仅是学知识与技能,而且要对生命有体验和感悟,好的师父能引领自己发现生命本质与独特自我,这就是中国传统文化讲求"传道、授业、解惑"这个顺序的重要性。

在现今社会,现代教育制度和传播工具,大大提高了知识与技能的广泛传播,但传统的师父带徒弟的"口传心授"方式亦因其局限性而难以实践,有些虽名为师徒关系却无其实。但我相信,伴随着中国传统文化越来越为人们喜闻乐道,成为生命之所需时,以中国人的智慧自然会找到能适应新时代要求的"口传心授"的传统文化传承方式。

我随师父身边习武学医以来,全部所学都是师父口传心授,从来没有什么拳诀或秘籍给我。直到师父允许我自立门派的时候,师父才拿出了一本《周天灸天灸药配方》对我说:"本门所传东西不立文字。这本书所载的内容,我已经全部教给你了。你现在已经得我真传,这本书对你已经没有什么意义。你应该已经明白,天灸药的配方是死的,人却是活的。每次看病遇到的情况千变万化,不要被像配方这些有形的东西限制住,贵在随机应变、随气而定、随势而定。"中国传统文化的传承讲究口传心授,不见诸文字,因为只有亲身体悟、感受和磨炼才能得着真东西,落于文字就有局限性,甚至跑偏,周天灸亦是如此。

与人交流练拳心得

记得我在天坛公园的场地练拳时，附近也有一个老爷子练拳，有八十多岁了，后来听说老人家曾经是北京武术协会的前辈，平时练形意拳、太极拳等。有天早上，我打完一趟拳，老爷子走过来问我："小师父，你练的是什么拳？"我客气地笑道："随便打的。"老爷子认真地说："你这肯定不是随便打的，你是什么门派的？"面对老爷子的真诚，我就实话实说，小时候练过太乙拳，现在已不受套路约束了。后来和老爷子彼此交流心得时，我也诚实地说："您练拳时，打着上式，想着下式，身形经常卡住，心里被拳的套路困住了。"老爷子听到这些非常惊讶，他习拳这么多年，从来没想到这一层。我继续说："练拳练到一定程度，应该打破套路的束缚，跟随着自身的'气'和'势'走，想怎么打就怎么打，所谓随心所欲，随'势'而定。"那天和老爷子交流完，老爷子好些天没来练拳。直到一个月后，老人又出现了，过来对我说："琢磨了好多，的确不能'死'。"

其实，那时我跟老爷子交流心得，说的虽是练拳的道理,其实行医亦是如此,咱们中国传统文化的传承都是如此,里面的精髓必须要靠口传心授。等到了一定阶段又不能被那些条条框框、套路困住,要随心所欲,随势而变。

第二章 源流

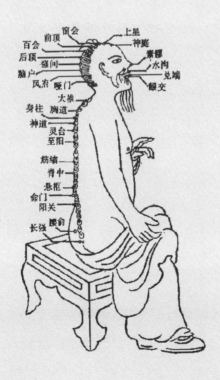

周天灸出于道家周天功,源于道家,其传承脉络与过往亦是起起伏伏,可谓天地间一炁周流。有时远遁山林,有时在民间默默生根,所幸法脉未断,一直是师徒口口相传,言传身教,不落于文字。之所以如此,既有秘传不生是非的考虑,也有担心后人难免望文生义,误入歧途。

第一节　周天灸的源流

1. 起源

"周天灸"源于道家，本是道家修炼之人辅助修行的秘法，核心要领是：用外丹之药（以各种中药配伍的"天灸药"）外敷腧穴、经脉，再借助艾火之力及其循经特点，推动内气循行，打通任督二脉及全身十二经络。

这几年越来越多的人开始重视艾灸法的防病祛病功效。但无论是医学界还是普通百姓，真正相信艾灸能解决生命健康问题的人其实非常少，这与艾灸曾被称"中医四法"（砭、针、灸、药）之一的地位很不相称。

正如明代医书《医学入门》所云"药之不及，针之不到，必须灸之"，其中，所谓"针之不到"，是指"元气虚弱"的人不适合针刺的，因为针刺需要调动人体的元气才能起作用；所谓"药之不及"，是指脾胃功能极差的人，很难消化和吸收药物，因此无法通过药物治疗。相对于针与药，灸法可以避开脾胃而直接将热力作用于经脉以祛除寒邪，通调经脉，可见"灸"法在"中医四法"（砭、针、灸、药）中的地位是很高的，它是能够解决重大的生命健康问题的。

2.周天灸集灸、药、针于一体

周天灸则充分发挥了古法灸、针、药之长，周天灸术以外丹之药佑以艾灸、针刺、刮痧、按摩、导引，是集古代"中医四法"于一体，治疗与调理过程以灸为主导，辅以针、药，凭借艾火至阳之力，通过"升、降、出、入"，扶助人体正气，以驱除邪气，恢复人体内正气的小周天与大周天的正常运行，即人体"一炁周流"的本然，正如《黄帝内经》所言"正气内存，邪不可干"。按现在的说法，就是全面激发与恢复人体的自我疗愈能力。

同时，由于周天灸对中医灸、针及药等治疗方法的独特组合，因此，对众多疑难杂症的康复起到独特的疗愈作用。因为大多数疑难病症，尤其是久治不愈的患者，普遍的体征都是元气虚弱且脾胃功能极差，致使一般医疗手段难以达到预期效果，然而运用周天灸却能在此极为不利的情况下，通过外治之法真正解决生命健康重大问题。

3. 周天灸的外丹术

周天灸，是道家修炼的辅助秘法。人们最早修炼周天功时会服食内丹，按配方配一些比较烈性的药以修炼真阳之气，但这种方法对有些人效果很好，对有些人则会产生一些偏差，有副作用，于是后来的许多修炼就改为外丹术了。

外丹术就是把不同的药剂配伍，根据修炼之人的不同，配置成不同的剂型，放在修炼人特定的腧穴上，打通人体任督二脉。因此在修炼过程中，外丹术基本对人体没有任何的副作用。

医道同源，道家修炼追求长生，追求仙道，但为了彰显抱负和道家道术，需要给人治病，造福社会，就出现了道医。

道家修炼，包括外丹术，体系非常庞大，但根系都源自黄老学说，即《黄帝内经》和老子的《道德经》。

4. 周天灸不是概念灸

现在到处都在讲打通任督二脉，为此还出现了一些新的门派。殊不知，自古中医就有扶阳派、滋阴派、火神派等派别。古代医家的医学理论，自成一门派的思想经历了千百年的检验才能传承到现在,这是先人留给后人的璀璨瑰宝。如果没有传承就冠以理论自成一派,那只是一个概念门派,如同空中楼阁,形同虚设。周天灸不是概念灸,它有一套实际可操作的手法,自古一代代流传至今,对人的身心保健有预防和调理作用。它简便、安全,无副作用。在治疗风湿寒痛等疾病时,通常是哪里痛治哪里,而周天灸则是治本,通过天灸药和灸火调通全身经脉,经络通百病消。

第二节　天地间一炁流通

"一炁周流"理论出自黄元御《四圣心源》首篇"天人解",认为天地间有一股无形之气,于升降浮沉之间,故能产生阴阳五行变化。"一炁"的根本是阴阳,"一炁周流"强调阴阳二气上下环抱,互根互用,不可孤立存在。

清朝医学大家黄元御年轻时相貌堂堂,学养丰富,参加科考前不幸罹患眼疾。本来一点小小的红肿,被庸生误治,导致左目失明,身体严重受损,英俊的样貌也显得丑陋不堪,因此愤而学医,精研《黄帝内经》《难经》《伤寒杂病论》等古圣经典,后参透天地、人体运化真谛,形成"一炁周流"理论。

黄元御认为,人体内有一股无形的气不停地周流运转。人体的先天之气——元气带动脾胃之气旋转,脾气和胃气通过升降斡旋,带动肝、心、肺、肾之气左升右降,形成一个完整的如环无端的周流循环状态。

黄元御揭示了元气在人体内的运行方式，发现了元气充足、衰弱与人体各种疾病的具体关系。人体是一个精密而复杂的系统，这个系统正是通过元气按照"一炁周流"的形式运转着。"一炁周流"是元气的运转形式，而元气不仅是整个"一炁周流"的原动力，还是人体"一炁周流"系统运转的发动机。

人体生命活动的基础是气机的升降出入运动，升降失常则会导致情志病发生。情志之瘀实为临床难治之证，观古代医家对情志病的论治多以气机调畅与否为出发点。而黄元御认为，人体内有一股无形之气周转，左路肝随脾升而化心火，右路肺随胃降而化肾水，心火敛藏于肾水，肾水又上济心火。任何环节发生问题都会造成周流不畅，导致气机瘀滞而百病丛生。

人体本身一炁流通，瘀则生病。不论脏腑经络还是气血阴阳，都应该恢复气机升降之权，情志病亦是如此。"一炁周流"始动力为肾中元阳，肾精得肾阳蒸腾，得以充养心之气血，人的思维精神活动才能够正常运作。若肾精虚，元阳之力不足，会造成心肾阴阳两亏证，临床常表现为精神萎靡、神智错乱、淡漠、痴呆等，还有肾精不充、心神不养、阴阳两虚之症状，是故阴阳匀平，水火既济，才能五行圆融、六气调和，则人精神饱满。

能量瘀滞，往往跟人们所受的教育、指责、控制、拒绝、挫折和伤害有关，长此以往，就会在我们的意识层面，形成了顽固不化的、旧有的习性反应模式和限制性信念，进而使我们原本活泼的、自由的、纯真的生命能一次次受挫和打压，造成能量的封存。这些被锁住的生命能因为无法向周围的机体、脏腑、经络传送足够的能量，进而造成疾患。

人体周流的这一"炁"，升不上去会生病，降不下来也会生病。人体各个器官发生疾病，其实都是人体这团气郁结于该处，致使一炁周流运转不畅而产生的。所以，保住元气，使一炁周流在身体各器官畅通，就能解决人体各个器官的健康问题。用"一炁周流"理论指导临床治疗，即使用很普通的药物，做很简单的组合，只要调节人体之气的升降，就可以达到举重若轻、覆杯而愈的效果。

"一炁周流"并不仅仅是人体自身"气"的运行规律，也是天地万物运行的规律。这"一炁"像太极一样，太极动而生阳，静而生阴，两仪生四象，四象生八卦，重重叠叠，无穷无尽。如果分成五段，就是五脏之气，如果分成十二段，就是十二经脉之气。"一炁"可以分到无穷无尽,阴阳之中复有阴阳,合起来不过是一炁而已,如此循环反复。这个不停循环升、降过程是"一炁周流"。这个"一炁"就是元气,而打通大小周天,就是引气归经、炼精化气、炼气还神、炼神还虚的最好方式。

一炁周流,那股无形之气,升降开合、周而复始却又生生不息,天地如此,人体如此,人组成的社会,亦是如此。人类有史以来,无论东西南北,多少族群、国家与文明,兴衰生灭,跌宕起伏,这不是与天地、人体的升降开合、周而复始却又生生不息如出一辙吗?

第三章

理法

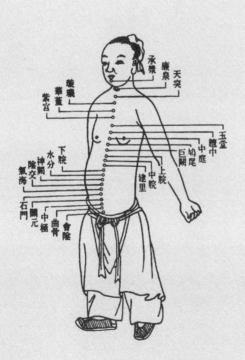

周天灸从道家辅助修炼的秘法，渐渐转变为普通百姓的保健方法。如果把周天灸纯粹视为一种治疗疾病的手段，而忽略了周天灸所蕴含的"生命观"，那就会留下非常多的遗憾。如前所述，周天灸关注的是生命本身，而非疾病，这是与现代医学最大的区别所在。

第一节　立足一炁周流，打通大小周天

周天灸本是道家修炼之人习练周天功时辅助修行的秘法，其原初目的就是辅助打通大小周天气道，恢复人体内正气的小周天与大周天的正常运行，以期达到"天人相应"的修炼目标，至于疗愈疾病、调理身心反而是周天灸附带的效果。其中打通小周天，是指道家内丹术功法中内气在人体内沿任、督二脉畅通循行的状态，即内气从下丹田，经会阴，过肛门，沿脊椎督脉通尾闾、夹脊和玉枕、百会、印堂，回至舌尖、廉泉，走鹊桥与任脉接，沿胸腹正中下还气海穴、下丹田。所谓"大周天"，是指在打通小周天基础上，内气除了在任督两脉循行，还在人体其他经脉上循行。通过大周天，使神和气密切结合，相抱不离，以达到延年益寿的目的。

周天灸从道家修炼的周天功法转变为普通大众的疗愈与康复的方法，其本质与核心理念并没有改变：本

质就是"一炁周流",是这个世界本然的状态,也是我们对世界的认知,是我们的生命观,而核心就是"打通大小周天",是周天灸方法论的内核与基础。这两者其实是一体两面,共同构成了周天灸诊疗体系。因此,周天灸的诊断立足于"一炁周流",而治疗实践则始终要围绕着"打通大小周天"的要旨。不要因为面对疾病与亚健康,就舍本逐末,忽略或轻视"打通大小周天"这个根本。没有了天人相应,就离"天人合一"越来越远了。

基于"一炁周流"与"打通大小周天"的核心理念,周天灸的诊疗实践才得以始终保持整体观的特色。遗憾的是,虽然现代医学或传统医学在理论上都越来越重视诊疗的整体观,但医者在临床诊治时能把整体观落到实处的确非常困难,比如,有的诊断会被具体的症状带走,失去整体观;有些虽然有整体的认知,但治疗时为了见效快而走捷径,反而治标不治本。

周天灸理法强调打通大小周天,并不是说非此法就不能疗愈疾病。如仅就治疗疾病与恢复健康而言,方法肯定有很多种,彼此不能简单地论对错高下。每种方法都是医者与患者一起做出的选择,各自有不同的出发点及道理。由于周天灸出自道家周天功法，因此其理法使人的身心恢复并保有先天本然的状态，而非着眼于疾病。在道家看来，只要回到了"一炁周流"的状态，健康是自然的事情。因此，周天灸的诊断必须从生命整体的"气的升降出入"出发，治疗必须从"打通大小周天"入手。此法简单，近乎拙朴，疗愈小病时看似举轻若重，面对重大疾病时，又让人觉得举重若轻。因此，选择周天灸，对医者和患者而言，更多取决于如何看待生命的态度，这与只关注治疗疾病的诊疗思路是完全不同的。

第二节　治百病都须先解决瘀滞

现在大家越来越关注健康，"健"就是强健，而"康"字原意是吃得饱饭，力能举牛，后来引申为"空阔、通达"之意，而通达的反面就是堵塞、瘀滞。显然，自古以来，人健康与否主要就是通达还是瘀滞，这与周天灸的"一炁周流"的生命观是完全一致的。

在道家看来，影响和障碍人体保持"一炁周流"状态的因素主要有三个：气瘀、血瘀、心瘀。周天灸之所以将其视为致病的关键因素，一方面，因为这三者对人体而言都有着"牵一发动全身"的作用："气"是推动"一炁周流"周而复始的动力源，"血"（不单指血液）承担着人体所有的新陈代谢工作，正所谓"气为血之帅，血为气之母"，而"心"是整个生命的主宰，所谓"心主神明"，这是人之所以为人的核心，也是每个人区别于其他人的核心。

另一方面，由于"气、血、心"三者之间的关系非常紧密，既相互依赖，又相互制约。因此，无论哪一个发生瘀堵，都会相继引发其他两个的瘀堵，比如：如果气滞则血瘀，就像给汽车提供动力的发动机，如果它熄火了，血行的动力也就没了，而血瘀在早期时，人还无法察觉，体检的指标也没问题，这就是所谓"亚健康"状态。但经过一段时间后，血瘀自然会引发身体各种器质性疾病，这时候各种病症才体现出来，人就开始各种担心和焦虑，尤其是久治不愈的时候，这就会造成"心瘀"。更为麻烦的是，人对疾病的焦虑与恐惧，会在不经意间消耗人大量的气血，进一步加剧了"气瘀"与"血瘀"，这就形成了三者之间的恶性循环状态。瘀堵越来越严重，疾病也越来越严重。

现代社会常见的也是让人非常头痛的"三高"慢性病，其实都是从"气瘀"逐步发展到"血瘀"，进而形成器质性病变。还有一些病，却是"心瘀"种下的种子，比如，很多妇女在例假期间会伴有乳腺胀痛等症状，其中一些思虑重的人就怀疑自己有病，还会去医院检查。由于这类瘀滞在肌肤层，医院的检查结果也就是乳腺增生或结节，属于"无菌性感染"，本来适当调养就能康复，但这些妇女因为看到别人因乳腺癌切除了"乳房"，就开始整天焦虑，担心自己也长肿瘤，寝食难安，身体每况愈下，从"心瘀"导致"气瘀"和"血瘀"，进入恶性循环，久而久之，就真的形成器质性疾病了。

为清除瘀堵，恢复"一炁周流"，应持续以解决"气瘀"为切入点，逐步打破"三瘀"的恶性循环。具体地说，先从解决一些浅表的、易恢复的"气瘀"入手，使"血瘀"得以恢复，从而释放出更多的"真元之气"，进一步加快"血瘀"的恢复。伴随着"血瘀"的逐渐改善，局部的新陈代谢重新恢复，那些器质性的疾病自然痊愈。在此期间，由于亚健康与疾病症状的恢复，人的"心瘀"也会慢慢解开，更会使打破"三瘀"的恶性循环大幅地提速。

周天灸的诊疗体系中，坚持要打通小周天、大周天，其实就是在坚持以解决"气瘀"为切入点，打破"三瘀"的恶性循环的诊疗思路，因为小周天、大周天是人体气道的集中展现。只要坚持了这个主旨，既确保了周天灸的生命整体观，又使得治疗过程中始终以解决"气瘀"为先导。

第三节　气达病灶，须举全身之力

中医诊疗实践都讲究：气至病所，方能拨云见日。通俗地说，不管用什么方法治病，针刺也好，艾灸也行，包括按跷也好，必须要气达病灶、病所。气达之后，病所方能拨云见日，病才能得到治疗。

但有人对"气至病所"的理解有偏差，比如：风湿性膝关节炎，有人采用的治疗方法就是在膝关节处施灸，把膝关节烤得热热的，刚灸完的确症状有所缓解，第二天原来的症状还会回来。为什么会这样？道理其实很简单，直接灸患处，只是将患处的一部分寒湿病气扩散开来，症状暂时会有所缓解，但病气还在病灶不远，很快会重新聚回来，原来的症状当然还会出现，那些灸散的病气为什么不离开呢？原因就是膝关节病灶所在的下焦经脉瘀堵、不畅通，经络里没有真元之气循行，怎么可能把那些病气带走并排出体外呢？换个角度说，就是身体的大环境没有改善，膝关节这个局部会趋向维持局部原有的平衡。所以，在此病例中，真正做到"气至病所"，至少要把下焦及患者腿部的经络打通，让真元之气循行到达病所，这才能拨云见日，疾病自愈。

其实，上述这种只灸患处的诊疗方法，其背后的思维方式是局部的、对立的，并不是中医或道医的思维方式。用这种思维方式治疗这个病例，没治好病是正常的。如果灸得很重，时间很长，更严重的反而会造成患者腿部的寒湿病气逆行，引发心脏或头部不适。

同样是风湿性膝关节炎的病例，有些医者的治疗思路并不局限在膝关节，是从疏通下焦经络入手，希望排除膝关节寒湿之气。虽然这种方案有疗效但见效非常慢，治疗周期拖得很长，患者往往因信心不足而中途放弃治疗了。出现这种情况的原因很简单，这种治疗思路虽然激活了患者下焦及腿部的真气运行，但实质还是"局部治疗"的思维，因为它没有激活小周天的真气运行，致使气血动力不足，通俗地说，就是"小马拉大车"。像这种慢性顽症，不举全身气血之力是不可能轻易将寒湿之气彻底排出身体的，而且这种局部治疗引发的病情反复，反而因治疗周期的延长，更加耗散人体的真元之气。

那么周天灸又是如何做到让真元之气不断循行至病所的呢？周天灸重点解决了两个问题，第一，气至病所的气道是通畅的；第二，真元之气有充足的来源。首先，周天灸理法始终遵循先打通小周天，以此为基础再打通大周天的次第。在此过程中，真元之气就会按照"先表里，再肌肤，最后到脏腑"的顺序逐层递进并循行，同时亦会将各层的病气浊气带出身体。这一步就解决了"气至病所"的通道问题，形象地说，就是建立了一套行之有效的后勤供应保障网络。然后，其实和第一步是同时发生的，周天灸充分利用"艾灸、针刺、天灸药"三位一体的独到优势，尤其是艾灸与外丹药不断补充并调动人体真元之气，以确保打通的气道有足够真元之气循行，这也是为什么周天灸实操阶段特别强调"要灸透"的原因。

做到了以上这两步，不管疑难病症的病因或病灶处在人体的哪个层面，即使深达脏腑，周天灸都能最大限度地确保真元之气"气至病所"，疾病自然会得到改善，得到疗愈，自然会拨云见日，从而解决了传统医疗手段所面临的"针药所不及"的难题。另外提一句，由于天灸药不触及脏腑，它是通过腧穴用药，可安全直达病灶，因此，周天灸的实施过程，没有常规用药的毒副作用。

第四节　把握阴阳——周天灸的原理

在这里先把"阴阳"简单介绍一下，因为从"一炁周流"与"打通大小周天"的核心理念出发，周天灸的诊疗体系就是基于"阴阳理论"去认知与理解人体的动态变化规律，进而做出相应的诊断与治疗。如果对"阴阳"这个基本概念都不清楚，就很难理解和把握周天灸诊疗的精髓。

"阴阳"是中国道家的"五行""易经""太极"等理论与实践的基础，几千年来已深深融入中国传统文化的血脉。"阴阳鱼"图符更是成为百姓心中道家的代表性符号，"阴阳"理论是道家理解与认知宇宙万物的动态变化规律的重要方法。比如："寒暑"这对常说的阴阳关系，地球上一年四季的变化就是寒暑不断循环转化形成的。"阴阳"是中国古人用以抽象地描述"寒暑"之间此消彼长的动态转化规律，而抽象的目的是为了寻找宇宙万物变化规律的共性：首先，用阴阳来理解寒暑关系时，先要确立两者的一体、相互依存又对立的关系，所谓"一体"指的是分寒暑并不是在分开讲两件事，而是指气候变化这一个整体的寒暑两个方面。至于说寒暑的相互"对立"与"依存"，"对立"容易被人们接受，就是相互矛盾嘛，"依存"就是寒暑谁也离不开谁。当明确了寒暑的"一体、依存与对立"的前提后，才能去理解"寒暑"的相互转化关系，也就是一年四季的变化规律（如果换成现代科学语言来说，就是一定地理空间范围内能量状态的变化规律）。

当寒相对于暑占上风时，就到了冬天，当寒强到极致，暑亦弱到极致时，寒中仍有暑。而且从此开始，暑反而由弱转强，慢慢地强到一定程度时，春天就来了。等到暑相对于寒占上风时，夏天就到了，而等到暑强到极致时，反过来寒又弱到极致，但暑中还有寒，且从此开始，寒反而渐渐增强，暑随之减弱，秋天就来临了。"寒暑"就是这样周期强弱变化，形成了一年四季周而复始地往复。

遗憾的是，虽然现在很多人都在谈阴阳，但对"阴阳"的理解却有很多偏差。以"寒暑"的阴阳关系为例，人们简单理解"寒"是阴，"暑"是阳，这相当于把寒暑割裂成两件事来看，也就是静态地、孤立地谈阴阳，这已经违背了"阴阳理论"。阴阳理论（阳中有阴，阴中有阳）则是把"寒暑"作为一个整体去认知和理解它的动态变化规律。

周天灸源自道家，自然要坚持阴阳理论，以"对立、统一和相互转化"的观念，理解并处理周天灸诊疗实践中的各类问题。比如，"一炁"始终在人体内沿"小周天"循行往复时，我们称沿督脉上升的为"阳气"，相应地称沿任脉下降的为"阴气"。其实，"阴阳二气"本为一体，都是那个"一炁"，但两者的属性在动态变化，其所起的作用也有所不同，"阳气"在人体中主升发，"阴气"则主肃降。只有阳气沿着督脉正常地升上去，任脉的"阴气"才能够降下来。同样，只有"阴气"顺着任脉降下来，督脉的阳气才能够升上去。只有小周天的"阳升阴降"正常了，"一炁周流"才能完成大周天的循行。气行顺畅，血行才能顺畅，才能完成正常的新陈代谢。

同样的，在治疗实践中，还要用阴阳的观念看待与处理正气与邪气的关系。人生存于天地之间，呼吸空气，吃五谷杂粮，运化产生正气，自然有病气浊气。周天灸体系并不仅将真阳之气与病气浊气简单地理解为对抗，而是要让真元之气饱满、通畅地沿大小周天运行，同时将不断产生的病气浊气排出身体而不让其瘀滞，这是一个动态的、持续不断的过程。正如《黄帝内经》中的"正气内存，邪不可干"，但现在很多人在理解这句话时已经出现了偏差，他们将正气与邪气完全对立起来，将身体想象成一个盛满正气的铁桶，拒邪气于外，其实这已经违背了阴阳的理念，所谓"孤阴不生，孤阳不长"。周天灸的诊疗实践追求的是阴阳平衡，当然"平衡"并不是阴阳相等，而是一种动态平衡。

第五节　疗愈亦需由浅入深

大家都知道"扁鹊见蔡桓公"的典故，其出自《韩非子·喻老》，扁鹊四见蔡桓公并请求为他治病，结果三次被拒绝后，扁鹊说："疾在腠理，汤熨之所及也；在肌肤，针石之所及也；在肠胃，火齐之所及也；在骨髓，司命之所属，无奈何也。今在骨髓，臣是以无请也。"从这个蔡桓公因讳疾忌医不幸致死的典故里，每个人可以感受到不同的东西。有的人懂得了不能盲目相信自己，要虚心接受别人的意见；有的人则意识到人体层层的保护机制，应该能读懂身体发出的信号，才能防患于未然。

这个典故在现代社会同样有现实意义，俗话说"病来如山倒，病去如抽丝"，其实，"如山倒"的意思并不是说人突然得病，隐含的意思是：大部分人得病的过程是逐渐积累的，不知不觉地，但最后病情会突然爆发，就像大山崩塌一样。这个过程跟蔡桓公的病情发展与自身的感受是一样的,正所谓"冰冻三尺,非一日之寒",所以,我们大部分人其实是没有资格笑话蔡桓公的。现在大家常说的"亚健康"状态,其实就代表着人从健康态向疾病状态的发展趋势,就是大山崩塌前身体各种信号的集合,如果改称为"预疾病"状态,也许能引起更多人的重视。

懂得"生命是有厚度和深度的",对理解周天灸理法与技法至关重要,因为"一炁周流"循行所依托的大小周天就是这样一个层层深入的立体网络。只有气在每层都是通达的,才会"一炁周流",才会健康无疾病。人体的防御体系就像战争中的防御方构筑的层层防线,如果第一道防线被敌军突破,会退守第二道防线,甚至第三道,越是重要的防御目标,设置的防线梯次越多。打仗如此,人体亦是如此,人体日常要面对各种外邪,如风、寒、暑、湿、燥、火。人体为了防御外邪,也设立了层层防线。周天灸体系将其划分为三个层次:表里走气层、肌肤走气层和脏腑走气层。这种分层方式并不是按照生理结构来划分的,而是按照气的小周天、大周天的实际运行规律来划分,依据就是道家的周天功法在修炼中所要达到的"意念周天""经络周天""丹道周天"三重境界。

一个健康的人，从亚健康到生病，就是外邪与病气浊气沿着这三个层次层层深入的过程，反之，人体自我疗愈就是病气浊气从里向外逐层排出的过程。而周天灸则是借助天灸药外敷、艾灸、点穴、刮痧、按摩、针刺等治疗手段，激活或强化人体自我疗愈的能力，让真元之气由浅入深地通达各层并能循行畅通，从而疗愈不同类型的疾病。事实上，在诊疗实践中，真元之气逐层深入的过程中，会遇到各类瘀滞的病气浊气、病灶的障碍。艾火进入时，病气反而成为阳气的障碍，就好像防线的士兵临阵倒戈了。因此，在不同层走气都要针对具体情况，采取不同的疗愈手法，在第四章"周天灸九大秘法"篇里将介绍给大家。

在"表里走气"时，主要把瘀滞在体表的外邪排出体外，患者会清晰地感知到病气浊气从身体表面的某个部位往外排，有的从足底，还有的从头顶、胳膊等地方，有的冒寒气、凉风，或寒气与热气混杂，患者会"内觉"到酸、麻、胀、痛、痒、跳、寒、热、湿、风等体表反应。如果患者能够"内观"时，也会看到呈现不同的病气浊气从身体排出，有黑色的、银灰色的等。

当真元之气透过"表里走气"层通达到"肌肤走气"

层时，推动血脉运行，将病气浊气逐步排出体外，逐步将瘀滞的代谢垃圾排出，一些肩周炎、腿脚酸胀疼痛等疾病就能得到疗愈。

当真元之气能够透过前两层进入"脏腑走气"层时，气已透达到五脏六腑以及骨髓的层次，会将瘀滞在脏腑层的病气浊气通过人的"二便"排出。在此期间患者的"二便"与平时相比会有异味或异色，如小便混浊异味，大便颜色重、异味大。如果这些瘀滞在脏腑层病灶的垃圾慢慢排出后，全身的经络也就慢慢打通了，那些与脏腑相关的慢性疾病、疑难杂症，比如高血压、糖尿病、心脏病、类风湿、慢性肾炎、肝炎、妇科病、男科病等也将逐渐疗愈。

第六节　周天灸诊疗一体

在周天灸的诊疗体系中，由于人的性别、年龄、体质以及健康状态不同，人体内运行的"气"的状态差异很大。为了便于描述与交流，可以按照健康程度从低到高，将"气"的状态划分为三种，即病气浊气、混元之气和真元之气。其中，病气浊气，主要是由于"风、寒、暑、湿、燥、火"等外邪滞留在人体内所形成，它们是致病的原因，有的聚则成形，已形成可见的病灶；"混元之气"，则是病气浊气与真元气的混合体，而"真元之气"则是人体先天或后天生成的，是人体正常运行、维持生命的动力之源。三种"气"并不是各自独立存在、截然分开的，大部分时间反而是混杂且并存的。

由于现有的科技手段暂时无法证实"气"的存在，有些患者对基于"气"的诊断与治疗往往将信将疑，甚至是抵触的，这是可以理解的。毕竟现代人大都接受过科学教育，没有验证过，心里就难以相信。但经历过周天灸诊疗过程的患者，这种疑虑与困惑都会完全消除。

因为，在周天灸的诊疗实践中，对治疗前后的"气"的运行状态的变化，以及自身病情的改变，患者通过"内觉"或"内观"都能真实感受到，且能够清晰描述，而非臆想的。比如：当病气浊气从足底、头顶、胳膊等部位排出体外时，患者会清晰地"内觉"到酸、麻、胀、痛、痒、跳、寒、热、湿、风等体表反应。如果患者能够"内观"时，也会"看到"呈现不同的病气浊气从身体排出，从刚开始的黑色的病气逐渐变为银灰色的混元气，最后变为稳定的、白色的真元之气。并且，伴随着这些内觉与内观的感受，患者还能够真实地感受到自己的病情在逐步变化与改善。

因此，基于"实证"是周天灸诊疗体系的最大特色。在整个治疗过程中，医者不断将自己的观察与患者的真实感受进行验证后，并依此评估治疗前后的气的状态的变化，以及原来的治疗思路是否适合。如不适合，就依据新的情况对治疗思路及方法进行实时、动态调整，而且循环执行这一过程，从而使治疗方案始终保持针对性和准确性，确保打通气道的效率，疗效自然显著。以周天灸治疗时在肾俞穴"开穴"为例,就是开始治疗时,用艾火在"肾俞穴"引阳气沿督脉上行,这是大部分治疗开始的第一步。但如果此时患者在肾俞穴外敷天灸药有强烈的烧灼感,那么医者就能诊断患者在该部位的气严重瘀堵,不适合在此处开穴,就可调整在后背的"夹脊穴"处开穴,仍然可达到引阳气沿督脉上行的目的。

另外,患者"内觉"和"内观"的真实感受还有一个重要的作用:它让患者随时感受到治疗的进展与效果,其内心的疑团和困惑也能随之慢慢消解,心态亦会趋向平和与稳定,这有助于医生与患者的关系达到相应相合的状态,从而使周天灸的疗愈效果会事半功倍。

总之,周天灸基于实证的诊疗实践,是其能在短期内疗愈重大疾病的重要原因,也是确保周天灸理法能贯彻落实的关键所在。

第七节　尊重生命，因人而异

由于周天灸的诊疗要面对各类患者，尤其是每个患者在治疗过程中，对其自身的内觉和内观都是诊疗实践中的重要依据。因此，因体质、年龄、性别、健康程度等诸多因素的影响，不同患者对艾火、天灸药等治疗手段的敏感程度会有很大差异，这些都会反映在患者的内觉和内观的真实感受中。根据多年的实践经验，按敏感程度将患者划分为三种类型：敏感型、中性型和迟钝型。

（1）"**敏感型**"。当你在患者的"肾俞穴"施灸时，如果艾火的热力很快能透过其体表，透达其体内，然后会沿大腿的"膀胱经"向足底感传，且患者能"内觉"到酸、麻、胀、痛、跳、痒、寒、湿、风等症状，这类患者就属于"敏感型"。这种类型做周天灸治疗时容易得气，不论是保健调养，还是治疗疾病，一般见效较快。

（2）**"中性型"**。同样在患者的"肾俞穴"施灸时，患者会感到自己体表灼热感很强，或很痒或湿热等症状，艾火的热力不往其体内透达。灸很长时间后，热力才会透过体表，透进体内，进而向其他经络感传，才能"内觉"到酸、麻、胀等不同反应，这类患者就属于"中性型"。

（3）**"迟钝型"**。同样用艾火施灸患者"肾俞穴"时，体表没有非常灼热、痒或湿热的感受，即使灸很长时间，也没有什么反应，热力当然无法透达其体内，自然也无法进一步感传到其他经络，自然也没有"内觉"到体内酸、麻、胀等反应。总之，患者只是感到施灸处有热的感觉，这类患者就属于"迟钝型"。

敏感与迟钝都是相对而言的，举一个10岁的健康男孩为例。当你在"肾俞穴"施灸半小时以上，他就能"内觉"到酸、麻、胀等不同的体表或体内反应。在逐步将其体内瘀堵经络打开后，一般在施灸到90分钟以上，孩子就会感到全身经络通畅。如果在用归元结丹法，帮助他结丹后，他自己会觉得身体不干、不燥、不湿、不寒，达到了气定神闲、恬淡虚无的状态，这就属于"敏感型"里超敏感的。

上述分类方式仅仅是一个粗的框架，每个周天灸的医者都应以此为参照，再细分，建立自己的框架体系，比如将"敏感型"再细分为"超敏感型、中敏感型、普通敏感型"，逐渐通过自己的诊疗实践，积累一套属于自己的对患者的敏感度的诊断标准，类似于中医医者建立自己的脉诊体系一样。

第四章

技法

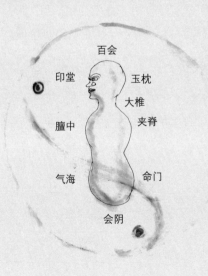

九大秘法是周天灸临床诊断与治疗的方法，是"周天灸"独特的诊疗体系的主要组成部分。它源自本师门传承的周天功的修炼方法，遵循周天灸理法，从周天功诸多练功方法中提炼而来。因此，它不仅仅是周天灸的诊疗方法，还代表着诊疗过程中人体的形、气、神的境界与状态的升华。

第一节　周天灸九大秘法

九大秘法是周天灸临床诊断与治疗的方法，是"周天灸"独特的诊疗体系的主要组成部分。它源自本师门传承的周天功修炼方法，遵循周天灸理法，从周天功诸多练功方法中提炼而来。因此，它不仅仅是周天灸的诊疗方法，还代表着诊疗过程中人体的形、气、神的境界与状态的升华。只是这些境界的升华原来是需要本门修行人通过练习周天功慢慢习得，现在则是借助周天灸帮助人们达成，正所谓殊途同归，只是现代人更关注打通大小周天所带来的祛病延年的效果。

所谓"九大秘法"，其实是指九大类方法，并不是确指九个具体的方法。在周天灸的临床应用中，每一类方法因其实施部位、目的和作用不同，可细分为很多方式。之所以将其分门别类，只是方便学习与掌握，其实它们共同构成了一个完整的诊疗体系，是周天灸理法的具体实施与落实。临床实践时，各类方法的组合关系与实施顺序既有一些常规模式，还需根据患者的具体体征，对组合与顺序进行灵活调整与变化。

本章之后的"周天灸实操示范"篇，将从九大秘法中挑选常用的一些方法，并模拟一个病例的调理与治疗流程，供大家参考。

1. 引气归经法

"引气归经法"就是通过导引法，将分布在人体不同部位的"气"汇聚到相应的气道并使其流动起来。通俗地说，就是在局部集中优势兵力，为排除病气创造条件。这里包括两个关键步骤，首先是"引气"。周天灸引气的方法有外敷天灸药、艾灸与针刺、刮痧、按摩手法（含点穴等）。人体的气道有了"气"，才算真正打开了，才有了驱动力，才能推动血行，所谓"气为血之帅，血为气之母"。只有当气血能够行起来的时候，才能化掉身体里的瘀滞。然后是"归经"，就是把"气"归集到气道。懂些中医的人都知道，人体经络有经脉和络脉，其中十四条正经包括任脉、督脉、手三阴经、手三阳经、足三阴经、足三阳经等，这些都是人体的气道。当然，周天灸实践里的人体气道远远超出了教科书的经络，而且是动态变化的。

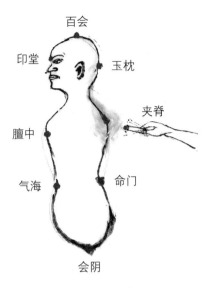

引气归经示意图

"引气归经法"在应用时有一个基本顺序,就是先要打通"小周天"的气道,也就是让人体的督脉和任脉交接并畅通起来,然后才是其他经络的气道。人体的小周天包括任督二脉,督脉是阳脉之海,任脉是阴脉之海,它们就像灌溉农田的水渠网的主渠道,其他经络则是通达田地的分支渠道。要保证灌溉农田,主渠道首先要通畅,还要有水,而且还要足够多,否则分支渠道的水会不够,甚至没有水。如果主渠道没有水,分支渠道再畅通,也没有用,当然,如果主渠道是堵塞的,疏通的难度也最大。主渠道畅通且有水了,然后就要分支渠道畅通,如果有堵塞的地方,不严重的直接就被水冲开了，严重的在堵塞处用铁锹疏通一下，借着水力就冲开了。其实，周天灸在面对各种不同的重大疾病时采用"引气归经法"的次第和要领都是一致的，就跟管理水渠网是一个道理。首先要打通身体的小周天，这是基础，也是难度最大的。小周天通畅了，且气血足了，就等于主水渠通畅且水满了。这样小周天之外的其他经络即使有瘀滞，用点穴、针灸、按摩等容易把气引导过去。

"引气归经法"在临床应用上因其实施部位、目的和作用不同，可细分为很多方式。在临床治疗时，如病人口述颈项强痛、颈椎病、头疼、头晕等病症，治疗方案宜在后颈部位的夹脊穴施灸，通过升阳气以通"三关"（玉枕穴、百会穴和印堂穴），直至完成督脉与任脉的交接，才能逐渐打通小周天。此时如不能顺畅完成交接循行，患者就会出现头晕、头胀、口干舌燥等症状。此时会在"三关"采用针刺、点穴等手法引气，或者采用"七窍引气法"，即在舌尖上针刺或用刮痧舌系带，从而引气从督脉过玉枕、百会、印堂三关，入口腔搭鹊桥让气降至任脉，完成督脉与任脉气血交接，这样不仅不会口干舌燥，反而会满口生出金津玉液。同样在引气至病灶处,病即自愈。

"引气归经法"的理法看似简单易懂,但现在常见的艾灸法大都把注意力放在病灶处,完全忽略了"引气归经"这关键的一步,或者只是象征性地做一下,并不作为重点。如果同样遇到后颈瘀堵的病例,一般艾灸法(非周天灸)的施灸者往往只是灸后颈病灶处,由于阳气无法打通"三关",患者肯定会出现头痛、口干舌燥、失眠等诸多现象,而施灸者还以为这是"气冲病灶"的正常情况,其实这都是没有"引气归经"的气逆现象,不但无法治愈病痛,反而给患者增添了新的烦恼,而周天灸法采用了"引气归经法",则从根本上杜绝这类气逆现象的出现。

一般艾灸法对"引气归经"的忽视,源于其对艾灸疗愈疾病机理的认知出现了很大的偏差。他们以为艾灸疗愈是依靠艾灸的至阳之火,把病"烤"好的,尤其是那些寒气、湿气重的病例,这有些类似于用火把冰块融化的道理,其实,这仅仅是艾灸疗愈作用一小部分因素,却忽略了艾灸"引气"的关键作用。例如,膝关节病痛,这种情况大多是老寒腿,症结是气血循环不畅、导致瘀滞,在下焦形成瘀结,但关节处出现瘀结，有可能是风湿。如果只用一般艾灸法灸膝盖的患处，即使灸透也只会通畅1~2天，症状暂时得到缓解。但这种病例，患者往往任督二脉的主渠道里就气血不足，膝盖处瘀结还会重新生成，病患依旧。按照周天灸的理法，如要根除此病患，还是先要从通小周天入手，解决主渠道的问题，然后再解决下焦和膝盖的分支渠道的问题。当然，这两个治疗步骤，都离不开"引气归经法"这一必要环节。

2. 病气浊气排出法

周天灸的理法将人体内"气"的状态分为病气浊气、混元之气和真元之气。事实上，大部分人身体内这三种气的状态是并存的，只有极少数人是以病气浊气为主或以真元之气为主，而周天灸的疗愈过程就是逐步将病气浊气从人体排出，让人体更多地呈现为混元之气，甚至是真元之气的状态，这正是人体从亚健康或疾病状态逐步向健康转变的过程。

周天灸的"病气浊气排出法"不是一个孤立的方法，它是周天灸整体诊疗体系的一部分。"病气浊气排出法"与"引气归经法"常常需要有序地联合应用，两者互为前提，互为因果，因为病气浊气不排出，人体就没有空间容纳健康的真元之气，同样地，如果没有足够的真元之气，也无法将病气排出人体。就像一个水体已经被污染变质的湖泊，如果不把污水排出，哪里还有空间能容纳干净的水呢？反之，只有依靠充足的、清洁水源注入，才能将污水排出。

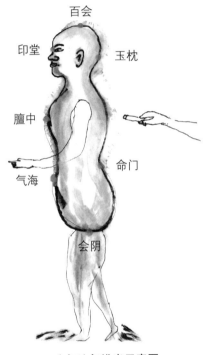

病气浊气排出示意图

在实施"病气浊气排出法"时，病气浊气并不是想象的，而是患者能通过内觉、内观的方式真实地感受到的（见本书87页"引气内觉法"），还可以感受或内观到其颜色的深浅、浓集的程度（这些都表征着疾病的轻重程度），也能观察到病气浊气在周天灸疗愈过程中从人体的不同部位排出。

实施"病气浊气排出法"的过程也要遵循周天灸的理法，从表里走气、肌肤走气和脏腑走气逐层深入，循序渐进的。当我们在督脉的肾俞穴、命门、八髎穴等处施灸时，在表里走气、肌肤走气阶段，有的患者会明显感受到沿膀胱经走气（从后背经两腿后侧直到足底），并伴有酸、麻、胀、痛、寒、湿、热、风的某种感受，有的还会感到有寒气、湿气从足底排出。而当逐渐进入深层的脏腑排病气浊气时，患者的二便会出现混浊、异味、变颜色等各种反应。如果患者体感的走气从寒、湿慢慢转变为不寒、不燥、不湿，是一种很舒服的气在循行，这表明已进入混元之气或真元之气在体内循行的状态，这就是"病气浊气排出法"达到了阶段性的目标。

3. 炼精化气法

先要说明一下，周天灸的秘法中的"炼精化气法、炼气还神法、炼神还虚法、还虚合道法（本书不涉及此法）"，都是从道家"周天功"修炼法中提炼而来。在周天功中"炼精化气、炼气还神"为筑基功法，两者还属于"后天有为法"阶段,而后两者"炼神还虚、还虚合道"功法则进入丹道修炼层次,两者已属于无为法修炼阶段,炼成此法则达到"天人合一"之最高境界。由于"炼精化气、炼气还神、炼神还虚"是自古以来道家的概念,且已被中医等众多领域引用,因此,各门派、各领域对其内涵的理解差异很大。在本书中,则沿用周天灸的诊疗体系对这些道家概念的理解。

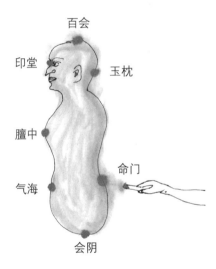

炼精化气示意图

"炼精化气法"就是将人体内外的有形的"精"转化为人体可以利用的无形的"气",用以推动血之运行,通俗地说,就是解决人体"气"的来源的方法。本来这个工作应该是人体自身机体来独立完成的,但当人体发生"气瘀、血瘀、心瘀",气瘀,血不行,血瘀之后气便没有了载体,就形成了恶性循环,人体就会表现为各类病症。周天灸的解决之道就是让人体恢复"气"的转化与生产能力,从根本上打破这个恶性循环。

周天灸在按照"表里走气、肌肤走气和脏腑走气"的理法逐层深入,在打通小周天和大周天的过程中,在人体的上焦、中焦和下焦(或者在头部、躯干、四肢),都会适时地应用"炼精化气法"完成气的转化与生成,不断为血行补充新的动力,并且,周天灸在"炼精化气"所用的有形之精亦是"就地取材",包括生殖之精、水谷之精等等。其实,周天灸的"炼精化气法"遵循正是人体原有的"气"的生成之道,就是就地取材,随时随地转化。举个形象的例子,就像中国的第一大河长江,从青藏高原发源,流经几千公里最后注入东海。整个长江水系,由数以千计的大小支流组成,流域面积覆盖100万平方公里。从上游一直到下游,不断有新的支流汇入长江干流,才慢慢形成了浩浩荡荡的长江。

周天灸的"炼精化气法"就像那些长江大小支流一样,不断转化生成真元之气,当然会遵守一定的次第。例如:开始施灸时,先借助艾火培补阳气,随着阳气不断增强，人体内的精微物质也随之增强，先从督脉的命门施灸，肾阳火烧起来时，调动和生成的真元之气就会运行并温煦中焦和下焦的脏腑，如胃、肠。当温煦一定程度就开始化气，就能够推动精微物质的运化，气也就能推动血行了。气血运行正常了，身体里的垃圾也就被代谢掉了，同样可以气化成所需的真元之气。

可以说，"炼精化气法"始终伴随着打通小周天和大周天的全过程。与此同时，亦会组合应用"引气归经法""病气浊气排出法"等各种方法，从表里走气、肌肤走气，并透达脏腑、骨髓，直到把身体最深层的病气浊气全部排出身体。没有酸、麻、胀、痛、痒、寒、湿、风等体感反应，内觉不燥、不寒、不湿且很舒服的真元之气在全身体内循行。因此，在此疗愈阶段，患者的病证会逐渐减轻，有些症状会完全消失。

"炼精化气法"与"炼气还神法"和"炼神还虚法"一样，三者既各自代表着周天灸体系中一类疗愈方法，同时，还代表着周天灸疗愈过程中身体"形、气、神"变化的进阶状态。"炼精化气法"是"炼气还神法"的基础。如果浑身难受，气都不顺，喘气都费劲，也就是还没有完成"炼精化气"的阶段，何谈"炼气还神"

的恬淡虚无状态。只有完成了"炼精化气"阶段,让人体真元之气充实起来,才能进入"炼气还神"阶段,也要遵守道家周天功的修炼次第,不可逾越。

4. 炼气还神法

"炼气还神法"是在打通小周天的基础上为进一步打通大周天所采用的一系列方法的统称,同时,也代表着在此阶段身体的气脉以及体感的变化。当人体达到"炼气还神"阶段时,因为气血饱满而充盈,心神有了居所才会安定。

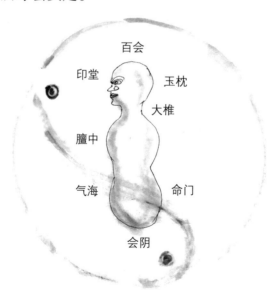

炼气还神示意图

当患者打通小周天以后，此时任督二脉的气血循环通畅，会"内觉"身体内的气好像定住了一样。此时，一定要保持环境安静，患者需全身尽量放松，微闭双目，眼前能"内观"到各种颜色的光，如眼前黑气浊气混杂，说明体内还有浊气病气，还需继续将其排出体外。只有当患者"内视"到稳定的、银白色的光以后，才证明体内的浊气病气已被排出，此时便可借助"炼气还神法"进入打通大周天的阶段。

在此阶段，患者可能"内观"到各种不同景象，有美妙的，也有令人不愉快的，同时，患者亦会体感进入"活子时"状态。此时，患者一定要继续保持全身放松，既不要追逐"内观"到的奇异景色，要顺其自然，也不要被身体的感觉吸引，更不可追逐此欲念，要不为所动，所谓"见怪不怪　其怪自败"。

此阶段，医者在施灸与导引的同时，要继续保持与患者的良好沟通，通过患者内觉、内观的状态把握其进展。当进入大周天层次时，真元之气就会沿任督二脉自动循行，此时全身经脉已经打通。气机的"升、降、出、入"已经正常，引发原有疾病的病气浊气已经全部排出体外，一些深入脏腑的内科病症亦可得到痊愈。不仅如此，由于小周天经络畅通，此时人体的表层、肌肤层以及脏腑层的阳气充足，人体处于阴阳动态平衡的状态，新的外邪，如风、寒、暑、湿、燥都会随时被排出，从而使人体不会产生新的瘀滞。达到了这个境界，即使是身处盛夏酷暑时节，在室内不开空调，也不会感到燥热心烦，这就是"炼气还神"后的气定神闲的状态，也是人体达到阴阳动态平衡，恢复了"升、降、出、入"的自我调节能力的状态。

5. 炼神还虚法

在本书论及的周天灸的疗愈体系的九大秘法中，"炼神还虚法"是在经过"炼精化气、炼气还神"两个阶段的基础上应用的一种疗愈方法，以期让患者达到神气相抱，进而形、气、神合而为一的境界。那是一种无为的真元之气运行状态，且患者始终能"内觉"或"内观"到，例如体感不到温度等。由于本阶段所达到的状态难以用语言文字表达，且实际操作必须口传心授，故相关内容在此就不详述了。

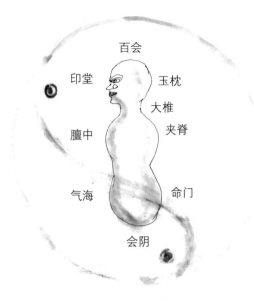

炼神还虚示意图

6. 文火引气法

道家周天功的修炼过程中，会采用"文火周天"和"武火周天"两种练功方法，两者没有优劣之分，只是因人、因地、因时不同而已。与周天功相应，周天灸法亦有"文火引气法""武火引气法"，两者是一文一武，一补一泄，一个稳妥一个果决，是相反相成的关系。就像练太极拳与快跑两种锻炼身体的方式，太极拳讲究稳重而缓慢，心平气和，而快步跑要的就是心率加快、肌肉快速收缩的效果，以提升心肺能力。周天灸疗愈体系的所有方法在应用时，都会与这两者组合应用，包括"引气归经法""病气浊气排出法"等等。

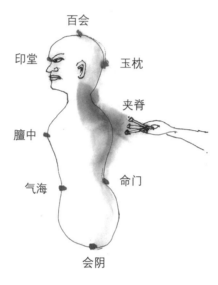

文火引气示意图

所谓"文火引气法"，就是要控制治疗方法的火候、力度、时间、数量等，以达到轻柔的、缓慢的治疗策略。因为，在周天灸开始的阶段，培补元气、炼精化气都需要循序渐进的方式，用文火稳稳当当地把身体导引开，尤其是体质虚弱的患者、老人或儿童，如果此时不恰当地采用了"武火引气法"，欲大攻或大泄，就会欲速则不达，甚至会有拔苗助长之嫌。在合适的时机对合适的人应用"文火引气法"，疗效自然会如期而至，就像广东人煲汤那样，小火慢炖，营养才能煲出来，不仅味道好，人体也容易消化吸收。

在"文火引气法"具体应用时，如果是用艾条艾灸，就要考虑选择合适的艾条、调整艾火的热度、悬灸的远近、时间的长短等因素，这样温火温灸才能让气循经而行或慢慢从表层透至深层，这叫"文火灸"。如果是外敷天灸药，就要调整药的配伍、药量、服药的面积、灸后留药的时间。

7. 武火引气法

如前所述，"武火引气法"亦是周天灸体系的重要疗愈方法之一。所谓"武火"其实是相对于"文火"而言，亦是要控制周天灸的治疗方法的火候、力度、时间、数量等，只是与"文火引气法"相反，以期达到快速的、强烈的疗效。例如，当患者的身体基础较好、"引气归经法"已在气道里聚集了充足的元气时，此时就可以适时地应用"武火引气法"并辅以及时地导引，进行大攻或大泄，就能有效地带走病气浊气。如在此时机，不恰当地采用了"文火引气法"，反而会错过最佳的疗愈时机，甚至可能会造成真元之气的瘀滞。

在周天灸临床疗愈脑血栓后遗症、痹症等经络瘀堵严重的患者时，尤其适合采用"武火引气法"。具体实施时，如果是艾条艾灸，就要采用强烈的艾火且要灸透，这叫"武火灸"。如果是外敷天灸药，就要调整药的配伍增强药效、增大药量、扩大敷药的面积、延长灸后留药的时间。

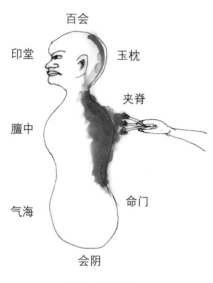

武火引气示意图

当然，应用"武火引气法"一定要控制好时机与力度，否则就会从"武火"演变为"过火"。就像这几年都市里盛行快步跑，大家成群结队，也不分体质强弱，即使是寒冬酷暑都跑得满身大汗，还大呼过瘾，这对其中一些人肯定是"过火"了。现在调查显示，有些人这样长期跑就容易出意外，为什么？这就属于发汗量太大，阳气疏泄太过，人体正气自然不足，邪气就容易入侵。周天灸在临床疗愈，始终要求因人、因病、因时而施治。"文火引气法"与"武火引气法"须灵活运用，实则泻之，虚则补之，绝不能追求每次治疗时间越长越好，艾火越猛越好，出汗越多越好。

8. 引气内觉法

此法从道家周天功中的"内觉内观法"衍生而来，在周天功法里是修炼者对自己身体气的状态的感受与观察，以掌握修炼的进展。而在周天灸里应用"引气内觉法"时，则是在施灸者的导引下，让患者获得了"内觉"的能力，感受与观察到自己身体内"气"的状态及其变化并能清晰地描述出来。由于人的性别、年龄、体质以及健康状态不同，人体内运行的"气"的状态差异很大。按照健康程度从低到高，"气"的状态划分为病气浊气、混元气和真元气。其中，病气浊气主要是由于"风、寒、暑、湿、燥、火"等外邪滞留在人体内所形成，它们是致病的原因，有的聚则成形已形成可见的病灶；混元气，则是病气浊气与真元气的混合体，而真元气则是人体先天或后天生成的，是人体正常运行、维持生命的动力之源。

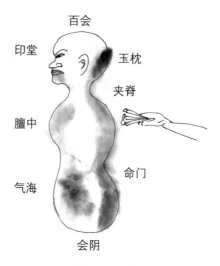

引气内觉示意图

"引气内觉法"和"引气内观法"可分别在不同疗愈阶段应用,且有着不同的应用条件和效果。所谓"引气内觉法",简单地说,就是患者在治疗过程中,自身对病气浊气、混元气及真元气的真实感受,并能明显感受其差异,比如:对病气浊气,主要感受为酸、麻、胀、痛、跳、痒、寒、热、湿、风等现象,有时能感到体内有气流动,有时会感到不舒服。这类现象本来人们在日常健康或生病时都曾经感受过,有时很短暂,有时持续很长,人们对待它们的心态呈现两个极端,要不就完全忽视,要不就将其视为疾病伴随的症状对此深恶痛绝。但在周天灸治疗过程中,这些体感的出现却是大大的好事,因为这是人体在外敷天灸药、艾灸、针刺、点穴、按摩的联合作用下，尤其是小周天气道逐渐畅通以后，获得了越来越充足的阳气，会从体表层、肌肤层以及脏腑层，对体内瘀滞的病气浊气发起的有目标、持续的反攻，那些体感其实就是当病气浊气松动、流动直至排出体外时的伴生现象。随着人体的病气浊气的逐渐排出体外时，体内更多分布的是混元之气，患者内觉到酸、痛、湿等诸多体感逐渐减弱至消失。而当病气浊气完全排出后，患者体感到不寒、不湿、不燥且特别舒服的真元气在体内循行。这些现象都是在采用"引气归经法"与"病气浊气排出法"时，患者能集中感受到，出现的身体部位、时间长短、强烈程度等完全因人而异，因阶段而异，比如有些患者的腿部在排寒气时，腿部感觉从初期的寒凉至极，足底呼呼冒凉风，逐渐变得细若游丝，最后变得温煦而稳定。

所谓"引气内观法"，则是患者在施灸者的导引下，打通小周天过程中，达到入静的状态时才可以内观到人体内不同颜色的"气"，比如内观"浊气病气"其颜色呈现黑色、灰色，"真元气"颜色为金黄色或银白色，"混元气"颜色则呈现金黄色、银白色与灰色气混合。内观时所看到的"气"的颜色及其变化，与每个人当时的能量水平高低有直接关系。

在采用"引气内觉法"或"引气内观法"治疗时，患者对所感受或观察到的现象既不要担心害怕，也不要追逐妄想。它们是身体在恢复元气、驱逐邪气的过程中自然发生的，只是由于在短期内集中发生，强度异于平常。只要顺其自然，坦然接受，然后就是康庄大道了。

9. 归元结丹法

"归元结丹法"包含了两层含义，一层是"归元"，就是把散布在人体内多余的真元之气归集并纳藏起来；另一层是"结丹"，指的是在人体内将"归元法"所归集的真元之气结成有形的"内丹"，而所谓结"内丹"就是道家周天功修炼过程中达到一定境界的重要标志。它是人体内真元之气积累到很高的程度以后自然而然发生的，正所谓"聚则成形，散则为气"。修成的内丹，相当于人体的"核能发电站"，虽不是道家修炼人的终极目标，但对其后续的修炼将有极大的裨益。

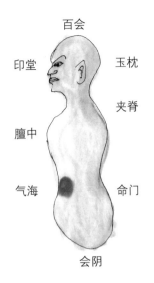

归元结丹示意图

"归元结丹法"的关键内容是"归元",而"结丹"只是归元的果。"归元法"是每一次周天灸治疗收尾阶段最后必做的工作,就是要把散布在人体各部位"多余"的真元之气归集到需要的地方。周天灸的众多方法中,都需要调动众多的真元之气(有原有的、有转化的,也有外来补充的),去打通气道,沿气道循行并排出病气浊气。这些真元之气的数量是超过人体日常运行所需的,每次完成阶段工作后,如不及时归集并纳藏,这些多余的真气因大小周天不畅通而不能自主循环畅行,反而是浪费,并引发人体不适。比如,当周天灸在表层和肌肤层排出了许多病气浊气,有人会出汗较多，汗毛孔都是打开的状态，元气也散开在表层和肌肤层。治疗完成后，就必须用"归元结丹法"把元气归集回下丹田，并纳藏起来，人体的汗毛孔自然也就闭合起来。这样，人体气机回归日常状态，下次治疗时亦可以重新调动。这个"归元"的过程有些像打完一场战斗后，士兵及装备都散布在整个战场的不同区域，需要重新集结部队、打扫战场、收编俘虏、缴获战利品等等。

至于"结丹"，是"归元法"的果。在周天灸初期治疗阶段，由于体内病气浊气较多，每回应用"归元结丹法"时，只是完成了真元之气的归集与收纳工作。但真元之气的数量较少不足以"结丹"，但这并不代表着"归元法"不成功。只有当周天灸的疗愈进行到一定阶段，身体排出了较多的病气浊气，再用"归元法"将真元之气归集在"下丹田"（人体肚脐下的小腹区域）时，自然而然会形成一个圆球形的"内丹"，正所谓功到自然成。

第二节　周天灸实操示范

　　成人由于后天物欲的损托会有各种经络不通畅，元气不足，体内有风寒、湿、火、燥，最关键是成人不能在施灸时入静，也就是杂念太多。道家修炼最高境界，就是入静、入定，定能生慧。

　　通过艾灸来展示周天灸九大秘法的临床应用，我在讲课时把周天灸理论与实践应用相结合，让大家边学边实操，就容易理解、掌握了。看书就只有明白理论了，但缺少实践。但是结合案例展示，能直观地把周天灸核心掌握。

　　在实操前，先明确什么是周天灸。周天灸不是用艾火，在气海穴、关元穴、会阴穴、尾闾穴、命门穴、大椎穴、玉枕穴、百会穴、印堂穴、承浆穴、天突穴、膻中穴每个穴位上各灸10分钟或30分钟，周天循环一周就叫小周天灸，这只是概念上的周天灸。

　　周天灸的核心是先调人体的气。当通过艾火的能量让体内得气后，气会由表里走气、肌肤走气到脏腑走气，最后在全身经络通畅后，炼精化气，炼气还神，炼神还虚。到这个层次后，如果有慧根的，就能在施灸人导引下进行内观，也就是启动内觉，也称体感。

被施灸者全身放松，微闭双眼，采用侧卧。环境一定要安静，不能有干扰。先从夹脊穴开穴灸至15~30分钟后，换肾俞穴双穴，命门穴施灸。这时开始询问被施灸者内觉感受，如整个下焦通透，气能从命门热至神阙，整个腹腔都有热感，继续施灸。他如果手心、脚心全部都有热感，包括上焦、中焦、下焦全都感觉到通畅，体内已不湿、不寒、不燥，就可进入第二步"引气归经法"。采用平卧，在气海穴施灸，我说的气海穴，不是强调灸一个点位。周天灸调理的是人体气场，采用悬灸、艾灸手法沿正时针方向旋转，灸至在小腹气海穴范围内形成一个热气团。开始可能是整个小腹热，最后慢慢形成一个热气团。这个热气团比乒乓球略小，开始飘忽不定，最后慢慢定住。

此时如果口干舌燥，说明任督二脉还没交接上。这时可用引气归经法在尾闾穴点穴、按摩，或针刺引这个热气团行至会阴到尾闾。如果此刻气团能从气海沿会阴穴到尾闾穴，到命门穴，都能形成热气团通透过来，男性阴囊、阴茎整个肾系，包括膀胱、前列腺都通畅，有热气团在循行；女性盆腔、子宫、卵巢，包括阴道，都会有热气团通畅循行。此时的内部透热，在浊气层，内观可看到黑气、灰色气，内觉到热、湿、寒、麻、胀、跳、痒、痛、风等不舒适的气在循行；在混元气层，内观，能看到有金黄色、银白色、灰色的气混合在体内循行，内觉体感到没有寒、湿、麻、胀、酸、痛、风等不舒适的气在体内循行；在真元气层，内观金黄色或银白色气在体内循行，颜色是根据每个人能量高低有所不同。内觉体感到不寒、不湿、不燥，没有任何不舒服的感觉，而是特别舒服的气在体内循行。

把会阴穴打通后，在气海穴继续施灸，气会沿督脉循行，过玉枕、百会、印堂，进入口腔，与任脉交接，沿任脉，膻中、神阙穴，到施灸气海穴，整个小周天就打通了，这时再继续施灸，就是炼精化气。当内觉到有混元之气在体内沿任督二脉做小周天循行后，就可进入炼气还神。这时会内觉到全身经络通畅，全身放松，能够入静，最后入定，此时就可生慧。体感到口中金津玉液越来越多，周身气脉全通了，而且再感觉不到气在体内循行，而是全部定住的体感，周身舒畅，此时能内观的天目就开了。这时就可炼神还虚，用意念就可结丹，内觉到体内有一真气团，聚则有形，散则无形，这就是周天灸的最高境界，用以养生保健可延年益寿。《黄帝内经·素问·四气调神大论》曰"是故圣人不治已病，治未病"，以上是整个周天灸艾灸实施过程。施行周天灸法，结合引气归经法，用天灸药、针刺、艾灸、刮痧、点穴、按摩等手法导引。

下面通过真人示范周天灸法操作的具体步骤：

第一步：先调制天灸药。

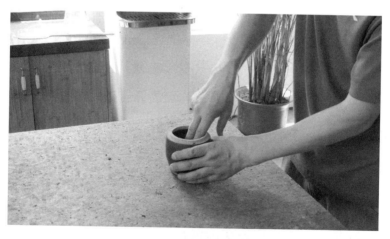

图 1-1　往中药粉倒入适量的开水

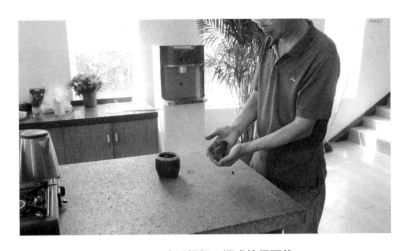

图 1-2　来回揉捏，调成饺子面状

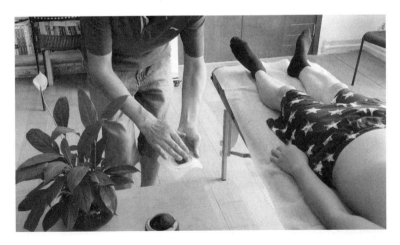

图 1-3　将调好的天灸药放置膏药贴上

第二步：在穴位处上药。

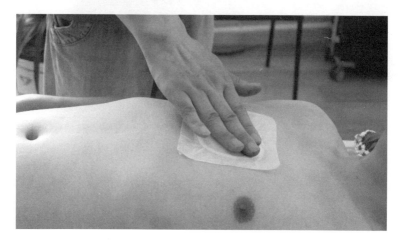

图 2-1　将天灸药精准贴在胸前穴位上

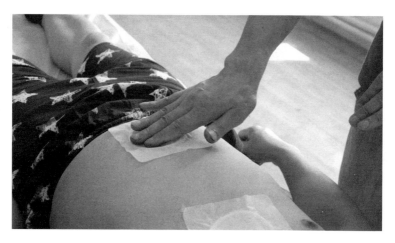

图 2-2　将天灸药贴在腹部穴位上

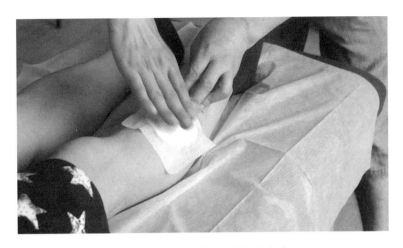

图 2-3 将天灸药贴在腿部穴位上

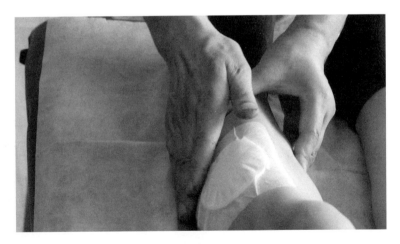

图 2-4 均匀按压，贴严穴位

第三步：对背部关键穴位施灸，灸时正时针旋转。

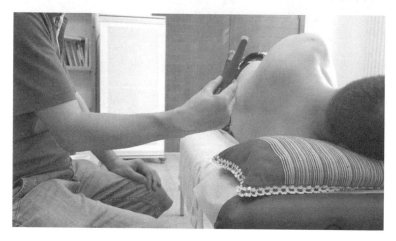

图 3-1　回旋灸背部穴位（让气走玉枕穴、百会穴、印堂穴、承浆穴、天突穴，如有气滞，采用引气归经法）

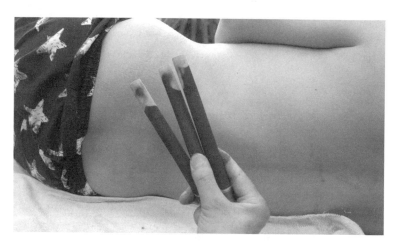

图 3-2　回旋灸背部穴位（根据需要，运用九大秘法）

第四步：将天灸药均匀敷在督脉上。

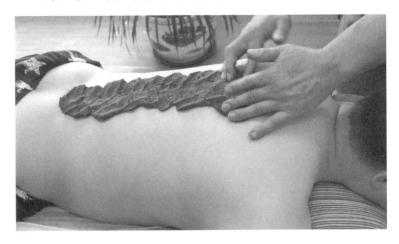

图 4-1　沿督脉敷上天灸药

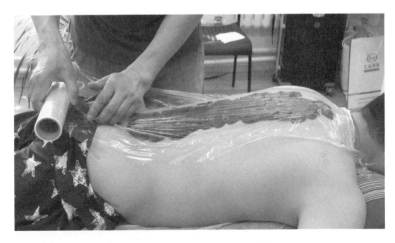

图 4-2　用保鲜膜固定天灸药

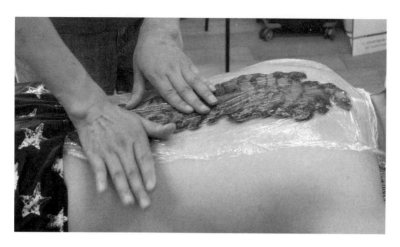

图 4-3 将天灸药贴平、压严

第五步：艾灸胸前穴位，正时针旋转。

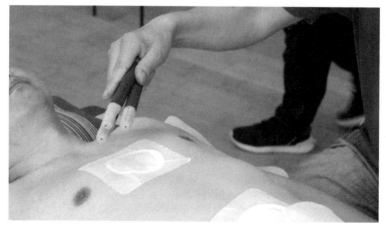

图 5-1 回旋灸胸前穴位（根据需要，运用九大秘法）

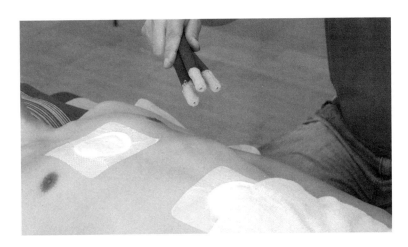

图 5-2 回旋灸胸前穴位（根据需要，运用九大秘法）

第五章 应用

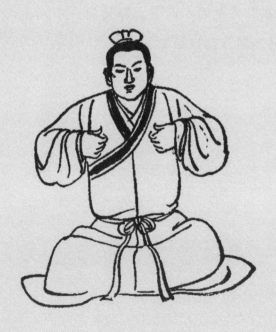

天灸药外敷，属外治方法。清大医吴师机在其《理瀹骈文》所言："外治之理即内治之理，外治之药亦即内治之药，所异者法耳。"天灸药外敷，因每人病情、体质不同，如出现皮肤红疹、发痒，这是引寒邪出体表之反应，会影响睡眠，可选择减少用药量及停药。本书中天灸药配方用药量因人而异，即使同一个人也因病情轻重而用药不同，仅供参考。

第一节　现代常见病与相应的周天灸法

1. 失眠症

失眠有许多病因，但归根结底在于"心"有病。如心血不足、心肾不交、心肝火旺、痰迷心窍等，都和"心"有关。心主神志，失眠病机在于心神不安，正如《景岳全书》所云："盖寐本乎阴，神其主也。神安则寐，神不安则不寐。"

按照《黄帝内经》中五行对应五脏的说法，失眠主要是由于人体五脏失和。解决方法应以平火、补肾、健脾（胃）为主，滋肝、润肺，统调五脏，综合调理。

【病例】

赵某某，男，47岁，2003年5月28日经患者介绍就诊。自诉患失眠症近三年，西医诊断为抑郁症。中西医均治疗过，时好时坏，现一夜睡眠不足3个小时，身体乏力，食欲不振，头昏脑涨，看面相很苍老。

【天灸药配方】

丹参25克，石菖蒲25克，硫黄15克，珍珠母25克。

【操作手法】

上药均研细末，白酒调至干糊状，塞满神阙（肚脐眼），膏药贴外敷，留药24小时。

艾灸小周天灸法，灸至30分钟无气感，加针刺百会、神庭、睛明穴双穴、承浆、膻中、会阴，灸脾俞、肾俞、长强，60分钟后，会阴、脚底冒凉气。

加灸60分钟后，上焦、中焦、下焦，脚底湿热，经2个半小时治疗，自诉全身很轻松。

此病患，经一个月治疗痊愈，以后每年定期保健灸，未复发。

2. 慢性胃炎

由于饮食不规律及不良的生活习惯，越来越多的人犯上了急性胃炎，久而久之，就转化为了慢性胃炎。

通常，慢性胃炎被分为三种类型：慢性肥厚性胃炎、慢性浅表性胃炎以及慢性萎缩性胃炎。慢性肥厚性胃炎主要症状表现为嗝逆、恶心，常感到胃部胀满，消化不良。慢性浅表性胃炎主要是指胃粘膜的浅表性炎症，这类胃炎在临床上较多见，只要经过恰当治疗之后，炎症可消退，但如治疗不当，往往会发展成慢性萎缩性胃炎。慢性萎缩性胃炎的症状主要包括消化不良、腹胀、早饱、贫血、消瘦、食欲不振等，这种性质的胃炎与胃癌的关系密切。

【天灸药配方】

白芥子60克，细辛60克，延胡索60克，生甘遂90克，生附子30克，干姜90克。

【操作手法】

将天灸药均研细末，用蜂蜜加开水调至饺子面状，用膏药贴外敷足三里、脾俞、肾俞、中脘。

敷药30分钟后，针刺上脘、中脘、下脘，夹脊穴重灸。

60分钟后，加针刺会阴、长强。重灸肾俞、命门，得气后，如会阴、谷道有酸、麻、胀、凉、热、湿、痒，异常体感，疗效已出，最后做归元气灸30分钟。有其他异常不适感，可针刺，用引气归经法调治。

天灸药，2~3小时为宜，9天一疗程。

3. 胃下垂

胃下垂的常见症状有腹胀及上腹不适、厌食、嗳气、便秘、腹痛、恶心、呕吐等。由于受胃下垂的多种症状长期折磨，病人往往精神负担过重，容易产生失眠、头痛、头昏、迟钝、抑郁等症状，还可能有低血压、心悸以及站立性昏厥等表现。

【天灸药配方】

升麻30克，枳壳30克，黄芪50克，柴胡50克，党参60克，麝香1克。

【操作手法】

上药除麝香外，均研细末，寒湿症加干姜60克，艾叶60克。除麝香，各药用陈醋调成饺子皮面状，外敷胃俞、肾俞、神阙。加麝香，膏药贴外敷上。

艾灸做小周天灸法，任脉，主穴上脘、中脘、下脘、神阙，加针刺，寒湿排下后，艾火灸膀胱经、承扶、足三里、三阴交，根据病体反应配伍相应穴，9次一疗程。

4. 顽固性便秘

此病多因中气不足，大便秘结不通，排便时间长，大肠传导功能失调，粪便在大肠存留过长，水液被吸收，致便干难解。

便秘是一种较为普遍的症状，大多数人认为便秘不是病，不用治疗，但实际上便秘的危害很大，便秘"报警"征象包括便血、贫血、消瘦、发热、黑便、腹痛等。

【病例】

赵某某，女，43岁，2012年7月19日就诊。自诉便秘两年多，便意少，便次也少；排便艰难、费力、不畅；大便干结、硬，排便不净感，便秘伴有腹痛或腹部不适。最近半年几乎没有便意，用泻药也效果不佳。

【天灸药配方】

大黄90克，芒硝90克，决明子90克，连翘90克。

【操作手法】

上药均研细末，白酒调干糊状，膏药贴外敷神阙（肚脐眼）、涌泉，留药24小时。

艾灸温和灸，脾俞、胃俞、命门、小肠俞，灸90分钟。

如中焦、下焦无气感，加针刺会阴、长强、足三里、三阴交。

如灸治中，中焦、下焦，会阴、肛门，有酸、麻、凉、热、胀等气感，疗效佳。

治疗顽固性便秘者,要辨明病症之要点。此患者长期便秘,以至无便意,主要是中气不足,经络瘀阻不通。在脾俞、肾俞、小肠俞施灸90分钟,中焦、下焦无气感,无气感即不通,如不通,隔靴抓痒,疗效不出。加针刺,会阴、天枢、足三里、三阴交,灸30分钟后气动,会阴、足底冒凉气,又加灸60分钟,会阴、肛门、足底湿热。此例患者经十天治疗后,上焦、中焦、下焦,灸治中均能透热,有便意,经一月治疗痊愈。

5. 慢性泄泻

慢性泄泻是常见的消化道疾病之一,表现为:大便次数增多,粪便稀薄,甚至泻出如水样的东西。多因饮食不节,损伤脾胃,或因感受寒、湿、暑、热之邪,客于肠胃,脾受湿困,邪滞肠胃,肠胃运化功能失调,清浊不分,发生泄泻。

【病例】

陈某某,男,41岁,2002年4月26日就诊。自诉:慢性腹泻三年多,近一年每天早泻一次稀溏,下午还得泻一次,几乎每天大便2~3次。平时手脚冰凉,浑身乏力，西医诊断慢性肠炎，中药也没少喝，一直时好时坏。以前体重160多斤，现在不足120斤，还伴有阳痿症状。每天全身乏力，头昏脑涨，精神不集中，对什么都无兴趣。

【天灸药配方】

党参150克，茯苓130克，白术100克，炒白扁豆100克，陈皮100克，肉豆蔻100克，莲子130克，芡实120克，干姜130克，公丁香200克，吴茱萸200克，花椒90克，川芎90克，川椒90克，艾叶90克。

【操作手法】

上药均研细末，膏药贴，保鲜膜，用开水调干糊状，外敷神阙、脾俞、阴陵泉、足三里、三阴交。

艾灸温和灸，脾俞、胃俞、肾俞，90分钟后，自诉胃里小膜气胀厉害，脚底冒凉气。

针刺会阴、涌泉。灸60分钟后，自诉会阴处湿热，脚底不冒凉气但冰凉麻，肚子不胀了。4月27日，自诉，不但不见好，反更重了，从前一天晚上到现在大便4次，肚子也不舒服，这是气冲病症。

治疗，药物同上，艾灸温和灸，脾俞、胃俞、命门、阳关、长强，90分钟。自诉肚子热乎乎的，脚底湿热不凉了。经 9 天治疗，大便每天一次成形，又经一个月巩固治疗保健，痊愈，阳痿也康复。

【天灸药另外两个配方及操作手法】

方一：肉桂 60 克，吴茱萸 60 克，干姜 90 克，丁香 30 克，艾叶 60 克，黑胡椒 30 克。

上药均研细末，用蜂蜜加开水调至饺子皮面状，主穴神阙，配穴足三里。艾火灸脾俞、肾俞、胃俞、命门，根据不同症状配伍针刺穴位。

方二：紫肉桂 60 克，吴茱萸 30 克，白芷 30 克，艾叶 90 克，五倍子 30 克，黄连 20 克。

上药均研细末，用蜂蜜加开水调至饺子皮面状，主穴神阙、命门。用膏药贴外敷足三里、阳陵泉，用保鲜膜固定。艾灸主穴脾俞、肝俞、肾俞，如有滞气症状，针刺，引气归经，每次 2~3 小时为宜。

6. 湿疹

湿疹是常见的皮肤病。若湿疹仅发生在特定部位，即可以部位命名，如手部湿疹、女阴湿疹、阴囊湿疹、耳部湿疹、乳房湿疹、肛周湿疹、小腿湿疹等。

【病例】

程某某,女,31 岁,2012 年 6 月 21 日就诊。自诉大学毕业后一直在北京工作,开始住地下室。病是那几年得上的,家里穷一直没怎么治。患湿疹近三年多,每到夏季不管多热,不敢穿半袖衣服和裙子。四肢后背均有湿疹,天热痒得更严重,影响睡眠。为此男朋友分手了,因有病一直没处朋友,父母很着急。

【天灸药配方】

轻粉 300 克,龙骨 150 克,雄黄 150 克,黄柏 150 克,青黛 150 克,黄丹 150 克,苦参 90 克,龙胆草 90 克。

【操作手法】

上药均研细末,香油加开水调至干糊状,外敷患处,保鲜膜固定,艾灸小周天灸法,在夹脊穴灸 30 分钟。自诉后背有一股热流从两侧胳膊透至肘部,手特别湿痒。

灸脾俞、肝俞,无气感。

针刺膻中、上脘、中脘、下脘,灸至 30 分钟后,自诉上焦有气感,脚底冒凉气。

针刺会阴、阴陵泉、三阴交,自诉中焦、下焦透热,从脚底排湿热气。经三小时治疗,自诉从手心、脚底排出很多凉气和湿热气。

第二天，天灸药同上，艾灸温和灸，小周天灸法，施灸中从会阴、脚底排湿热气。经9天连续治疗，自诉脚底温热无湿气，睡眠好，病症明显好转。又经一个月治疗痊愈，艾灸加天灸药针刺，经络通百病消，如不通，如穿雨衣淋浴，隔靴抓痒。

7. 硬皮症

硬皮病是一种以皮肤炎性、变性、增厚和纤维化进而硬化和萎缩为特征的结缔组织病，此病可以引起多系统损害。

【天灸药配方一】

生川乌90克，生草乌60克，川芎90克，丁香90克，没药60克，红花30克，透骨草60克，附子60克，细辛30克，灸甘草90克，食盐50克。

【操作手法】

上药均研细末，用开水调匀，保鲜膜外缠，双侧曲池、足三里、丰隆、阴陵泉、三阴交。

艾灸温和灸，夹脊穴、脾俞、至阳、胃俞、肾俞，督脉灸90分钟；任脉，膻中、中脘、神阙、气海，灸

60分钟，如有头晕、头胀，针刺百会、太阳双侧、会阴，9天一疗程。

第一疗程以通经活络、活血化瘀、打通任督二脉为治疗原则。如不打通任督二脉，就好比再大的雨，雨过地皮湿，没有透至脏腑、骨髓，也不会取得疗效与根治。

【天灸药配方二】

附子90克，肉桂90克，吴茱萸60克，细辛60克，淫羊藿30克，巴戟天90克，杜仲60克，葫芦巴90克，川芎90克，当归60克，红花50克，乳香60克，五灵脂60克，天仙藤60克，艾叶60克，食盐50克。

【操作手法】

上药均研细末，加开水调匀，调至饺子面状，做成4寸宽薄片，脾俞、肝俞、胃俞、肾俞，用保鲜膜缠紧前面肚子，灸任脉时，撕个洞，露出穴位。

艾灸温和灸，主穴：颈3~7夹脊穴，肝俞、肾俞、命门、长强、承扶、承山、气海，一体多病者，以周天灸为主，配合针刺，9天一个疗程。

8. 甲状腺功能亢进

甲状腺功能亢进症简称"甲亢"，是由于甲状腺合成释放过多的甲状腺激素，造成机体代谢亢进和交感神经兴奋，引起心悸、出汗、进食和便次增多和体重减少的病症，多数患者还常常同时有突眼、眼睑水肿、视力减退等症状。甲亢患者长期没有得到合适治疗，会引起消瘦和甲亢性心脏病。患者消瘦，常常容易患急性传染病感染致残或死亡。甲亢性心脏病引起心脏扩大、心律失常、心房纤颤和心力衰竭，患者丧失劳动力，甚至死亡。

【病例】

宋某某，女，49岁，2001年4月7日就诊。自诉：心慌，心动过速，怕热，多汗，食欲亢进，消瘦，体重下降，疲乏无力及情绪易激动，性情急躁，失眠，思想不集中，眼球突出，手舌颤抖，甲状腺肿大，月经失调，住院治疗效果不明显，最近越来越严重。

【天灸药配方】

浙贝90克，玄参90克，夏枯草130克，莪术60克，消肿草60克，消渴草90克，人参30克，冬虫夏草30克，石将军30克，海珠草60克，甘草60克。

【操作手法】

上药均研细末，用蜂蜜加开水调至干糊状，保鲜膜外敷患病处阿是穴，留药 12~24 小时，隔日用药。

小周天灸法，主穴：肾俞、命门、天突、膻中，九次一疗程，经一疗程治疗，心慌、怕热、多汗、食欲亢进，得到缓解。后经一月治疗，临床症状基本消除。

9. 腰椎间盘突出症

腰椎间盘突出症是较为常见的疾患之一，主要是因为腰椎间盘各部分（髓核、纤维环及软骨板），尤其是髓核有不同程度的退行性改变后，在外力因素的作用下，椎间盘的纤维环破裂，髓核组织从破裂之处突出（或脱出）于后方或椎管内，导致相邻脊神经根遭受刺激或压迫，从而产生腰部疼痛，一侧下肢或双下肢麻木、疼痛等一系列临床症状。腰椎间盘突出症以腰 4~5、腰 5- 骶 1 发病率最高。

【病例一】

颜某某，男，41 岁，2007 年 6 月 5 日，经患者介绍来就诊。自诉得腰间盘突出症多年，在部队工作时住院多年。后经北京专家会诊，不但腰间盘突出，而且还有腰间盘膨出症，手术做不了，手术后遗症风险大，建议保守治疗。这几年一直治疗，不但没好，现已走路不能超过30米，每天几乎都得卧着，很痛苦。

【天灸药配方一】

姜黄90克，山萸肉90克，葛根90克，甘草150克，黄芪150克，当归90克，川芎60克，桑枝160克，桂枝160克，白芷90克，当归90克，吴茱萸60克，防风60克，菟丝子90克，食盐50克。

【操作手法】

上药均研细末，用开水调至饺子面状，用保鲜膜、膏药贴外敷主穴肾俞、命门、长强，病症处阿是穴，配穴承扶、承山、命门，麝香0.5克，膏药贴外敷，棉球填塞神阙穴，留药24小时。

艾灸温和灸，肾俞、命门、夹脊穴，90分钟，如不得气，加针刺百会、玉枕、印堂、承浆、膻中、会阴。督脉灸完，艾灸温和灸，肾俞、长强，60分钟，每次灸2~3小时为宜。治疗结束后，所有外敷药外敷足三里、承扶、承山，留药6小时除去。

【天灸药配方二】

葛根130克，独活150克，山萸肉130克，藁本130克，防风150克，甘草90克，川芎90克，蔓荆子

90克，艾叶100克，干姜60克，川乌90克，草乌90克，透骨草60克。

【操作手法】

上药均研细末，开水加蜂蜜调至饺子面状，做4寸宽薄片，从夹脊穴敷至命门穴，平卧，保鲜膜敷上，神阙穴塞入麝香0.5克，棉球填上膏药贴外敷，留药24小时。

艾灸温和灸，膻中、中脘，90分钟，如有头部滞气，加针刺百会、上星、当阳、头维、印堂、承浆。任脉灸完后，用膏药贴外敷主穴，留药4~6小时。

【天灸药配方三】

柴胡160克，香附子160克，附子90克，小茴香90，仙灵脾90克，山萸肉130克，透骨草90克，当归90克，川芎90克，党参60克，炙甘草90克，桑枝90克，红花60克，黄芪60克。

【操作手法】

上药均研细末，用白开水加白醋，调至饺子面状，膏药贴、保鲜膜，配合使用外敷，艾灸温和灸，肾俞、命门，病症处阿是穴，承扶、承山、阳陵泉，每次2~3小时为宜，以上为第一疗程。自诉：腿刺痛感基本消失，腰有麻酸痛感。

艾灸温和灸，气能透至全身肌肤，走路能走半小时左右，再走，腰腿麻木无力，休息会还可以走。患者很高兴，说第一疗程很有疗效，我建议他休息三天开始第二疗程。

第二疗程，天灸药，腰椎用方一，双腿用方二，每天治疗，方法同上，配合针刺，经第二疗程治疗，全身腰椎间盘突出症状基本消失。

第三疗程，与第二疗程基本一致，艾灸温和灸，主穴：阿是穴（腰部压痛点）、腰夹脊、命门、长强、环跳、殷门、承扶、承山。配穴：后溪、足三里、昆仑。经第三疗程治疗，全身症状基本消失，已能正常走路，后又每月灸治9天，巩固半年，已过去9年腰椎病一直没有复发。不但腰椎病痊愈，身体其他病症也全部消失了。

【病例二】

陈某某，男，29岁，2013年4月6日，他母亲经人介绍来咨询。她儿子腰椎病，已不能走路，在医院住院准备手术。她儿子年轻，是家里主要劳动力，在某建筑工地工作，怕手术留后遗症，问我能否治疗。我建议她儿子先保守治疗，她说儿子走不了路，我说可以出诊去她家治疗。如果他好转能走后,再到诊所来。

【天灸药配方】

党参 300 克,鸡血藤 300 克,当归 150 克,杞果 150 克,元胡 150 克,狗脊 150 克。

【操作手法】

大肠俞、肾俞、环跳、委中、承山、昆仑、承扶,保鲜膜缠上,艾灸重灸,肾俞、命门、长强、环跳,灸至脚底有凉、热、湿、麻、痛,胀气感为上。

灸后,天灸药外敷腰椎疼痛点阿是穴,留药 4~6 小时为宜,如灸时不得气,配以针刺,主穴:大肠俞、肾俞、环跳、委中、承山、昆仑、承扶。

第一天,刚开始灸肾俞、命门、长强穴时,脚下寒凉,腿病症处胀痛难忍,后加针刺,委中、承山、昆仑,从脚底冒凉气,腿胀痛缓解。灸治一小时后,胀痛感消失,脚底湿热,胀麻,治疗结束后,天灸药留药 6 小时除去。

第二天,自诉疼痛好很多,治疗同第一天一样,治疗结束后,自诉脚底除湿热感,腰腿疼胀麻感好很多,下地扶东西已能走动。

第三天,治疗照前,治疗结束后,已能人扶着走动,疼痛已能忍受。

第四天，自诉人扶着可以走动了，经上药外敷，加艾灸针刺治疗一疗程后，已能自己走动自如，还有腰椎4~5节有疼痛症状，及下肢小腿左外侧疼胀感。每天外敷药，3天来治疗一次，症状完全消失后，就可以了。

外敷天灸药调整为：当归90克，丹参90克，牛膝130克，枳壳160克，三七130克，红花90克，乳香60克，没药130克，川芎130克，乌梢蛇90克，蜈蚣90克，全蝎5克，细辛160克。

共研极细末，用白醋加开水，调至饺子面状，保鲜膜、膏药贴配合使用，留药4~6小时，外敷主要穴位：阿是穴（即疼痛点）、肾俞、大肠俞、环跳、委中、承山、昆仑。经一个月治疗后，腰椎间盘突出症症状消失。

10. 颈椎病

颈椎病，又称颈椎综合征，是颈椎骨关节炎、增生性颈椎炎、颈神经根综合征、颈椎间盘脱出症的总称。主要由于颈椎长期劳损、骨质增生，或椎间盘脱出、韧带增厚，致使颈椎脊髓、神经根或椎动脉受压，出现一系列功能障碍的临床综合征。表现为椎节失稳、松动，髓核突出或脱出，骨刺形成，韧带肥厚和继发的椎管狭窄等，刺激或压迫了邻近的神经根、脊髓、椎动脉及颈部交感神经等组织，引起一系列症状和体征。

【天灸药配方一，对治风寒疼痛】

姜黄90克，山萸肉90克，葛根90克，甘草150克，黄芪150克，当归90克，川芎60克，桑枝160克，桂枝160克，白芷90克，食盐50克。

【操作手法】

上药均研细末，用开水调至饺子面状，用保鲜膜、膏药贴外敷主穴：夹脊穴，承扶、承山、命门，麝香0.5克，用棉球填塞神阙穴，留药24小时。

艾灸温和灸，肾俞、命门、夹脊穴，90分钟，如不得气，加针刺百会、玉枕、印堂、承浆、膻中、会阴。

督脉灸完，艾灸温和灸，肾俞、长强，60分钟，每次灸2~3小时为宜。治疗结束后，所有外敷药外敷足三里、承扶、承山，留药6小时除去。

【天灸药配方二，对治风寒湿痹、经络受阻】

葛根130克，独活150克，山萸肉130克，藁本130克，防风150克，甘草90克，川芎90克，蔓荆子

90克,艾叶100克,干姜60克。

【操作手法】

上药均研细末,开水加蜂蜜调至饺子面状,做4寸宽薄片,腰部夹脊穴敷至命门穴,平卧,保鲜膜敷上,神阙穴塞入麝香0.5克,棉球填上,膏药贴外敷,留药24小时。

艾灸温和灸,膻中、中脘,90分钟,如有头部滞气,加针刺百会、上星、当阳、头维、印堂、承浆。

任脉灸完后,用膏药贴外敷主穴,颈3~7夹脊穴,各椎骨棘突下旁开0.5寸,配穴:肩井、天宗、曲池、手三里,膏药贴外敷,留药4~6小时。

【天灸药配方三,对治肝肾亏虚、气血不通】

柴胡160克,香附子160克,附子90克,小茴香90克,仙灵脾90克,山萸肉130克,葛根90克,当归90克,川芎90克,党参60克,甘草90克。

【操作手法】

上药均研细末,用白开水加醋调至饺子面状,做4寸薄片,颈3~7夹脊穴,肩井、曲池、手三里,膏药贴、保鲜膜,配合使用外敷,神阙穴塞入麝香0.5克,棉球填上，膏药贴外敷，留药 24 小时。

艾灸温和灸肝俞、至阳、肾俞、命门、承扶、殷门、承山，90 分钟。

11. 肩周炎

肩周炎是以肩关节疼痛和活动不便为主要症状的常见病症。本病的好发年龄在 50 岁左右，女性发病率略高于男性，多见于体力劳动者。如得不到有效的治疗，有可能严重影响肩关节的功能活动。肩关节可有广泛压痛，并向颈部及肘部放射，还可出现不同程度的三角肌萎缩。

【天灸药配方一】

桑枝 150 克，鸡血藤 150 克，丹参 90 克，威灵仙 90 克，桂枝 160 克，川芎 90 克，橘络 90 克，丝瓜络 90 克，香附 90 克，艾叶 90 克，干姜 90 克，食盐 50 克。

【操作手法】

上药均研细末，开水调匀，膏药贴外敷主穴，病变部位阿是穴。

艾灸温和灸，主穴：天宗、肩井、肩髃、阿是穴、手三里、曲池、阳陵泉。

如有失眠，头痛，加针刺，如身体一体多病，可配合小周天灸法，每次2~3小时为宜。

【天灸药配方二】

黄芪100克，桂枝100克，白芍90克，防风90克，当归90克，威灵仙100克，羌活100克，桑枝120克，甘草160克。

【操作手法】

若痛甚者加乳香90克，没药90克。上药均研细末，开水调至饺子面状，大号膏药贴外敷，如对膏药贴过敏者，保鲜膜外缠包，主穴，病症处阿是穴。

艾灸温和灸，病症处阿是穴，如一体多病，以小周天灸法为主。

【天灸药配方三】

川芎、细辛、丹参、羌活、黑附片、乳香、没药、桑枝、桂枝、红花各200克。

【操作手法】

上药，共研粗末，开水加醋调至饺子面状，用保鲜膜缠包，病症处阿是穴，艾火温和灸，以小周天灸法为主，可根据病症辨证施治，配以针刺法，疗效更佳。

12. 类风湿性关节炎

类风湿性关节炎是一种以关节病变为主的慢性全身自身免疫性疾病，主要临床表现为小关节滑膜所致的关节肿痛，继而软骨破坏、关节间隙变窄，晚期因严重骨质破坏、吸收导致关节僵直、畸形、功能障碍。在我国患类风湿性关节炎的，女性多于男性，任何年龄均可发病，以 20~50 岁最多。本病多为一种反复发作性疾病，致残率较高。

【病例】

孙某某，女，32 岁，2012 年 8 月 11 日就诊。患类风湿关节炎三年多，经医院确诊类风湿关节炎后，未注射内服激素类药，手脚膝关节均未产生骨质变形。每天久站走路膝关节特别疼痛，后来单位照顾她，让她做后勤工作。

【天灸药配方】

栀子 250 克，花椒 160 克，川芎 250 克，细辛 250 克，土鳖虫 180 克，冰片 150 克，乳香 160 克，没药160克，羌活250克，蔓荆子250克，干姜160克，艾叶160克。

【操作手法】

上药均研细末，用开水调干糊状，保鲜膜外敷，曲泉、阴谷、膝关、阴陵泉、犊鼻、足三里，病症处阿是穴，留药8~16小时。

艾灸温和灸，脾俞、肝俞、肾俞、腰阳关、命门、承扶、殷门，如灸治中，下焦，双腿至脚无气感，针刺关元、会阴、阳陵泉、涌泉、三阴交，灸至当天患者自诉无气感。

第二天治疗，天灸药同上，先针刺百会、神庭、承浆、膻中、会阴，艾灸，夹脊穴灸30分钟。肾俞、阳关、命门灸60分钟后，患者自诉，会阴湿热，脚底冒凉气，膝盖胀麻痛。

又加灸，承扶、殷门，60分钟，自诉膝盖不胀痛了，脚底湿热，经以上灸法连续治疗9天，自诉双膝关节胀痛好转。灸时，上焦、中焦、下焦均透热，脚底无湿热症状。经一月治疗，双腿走路轻松，双膝关部无疼痛症状。以后每年伏天、三九天做保健灸，未复发。

13. 强直性脊柱炎

强直性脊柱炎是四肢大关节，以及椎间盘纤维环及其附近结缔组织纤维化和骨化，以及关节强直为病变特点的慢性炎性疾病。强直性脊柱炎属风湿病范畴，该病病因尚不明确，是以脊柱为主要病变部位的慢性病，累及骶髂关节，引起脊柱强直和纤维化，造成不同程度眼、肺、肌肉、骨骼病变，属自身免疫性疾病。

强脊炎在临床治疗中，成人治疗用艾灸加天灸药，配合针刺，对治愈并发症疗效显著。因从体表给药，不产生任何毒副作用。

【病例一】

王某某，男，52岁，2007年5月8日，经患者介绍来就诊。自诉得强直性脊柱炎多年，有腰骶部疼痛加重，脊柱疼痛严重，并伴有全身关节疼痛，呈持续性不间断疼痛；全身无力，消瘦，肌肉萎缩；驼背，脊柱活动功能消失，拍骨盆正位片，表现为骶髂关节部骨缘硬化融合，脊柱韧带已经骨化。每天脖子硬得不能转动，每天睡眠已是痛苦的事，得靠枕头调整好，才能眯一会儿，不对劲又疼醒。吃药已吃怕了，不求别的，能缓解就好。

【天灸药配方】

防风 160 克，熟地黄 160 克，淫羊藿 200 克，狗脊 130 克，制附子 90 克，穿山甲 160 克，鹿角胶 150 克，羌活 130 克，草乌 160 克，桂枝 130 克，干姜 90 克，川芎 90 克，麝香 0.5 克。

【操作手法】

上药均研细末，开水加食盐，调至干糊状，膏药贴配保鲜膜外敷，先把麝香放神阙穴，棉球塞上，膏药贴外敷，留药 24 小时。

天灸药先敷承扶、委中、承山、足三里、三阴交。

艾灸温和灸，整个督脉，加针刺，任脉，主穴：百会、印堂、睛明、承浆、膻中、气海、关元、会阴。艾火重灸督脉，90 分钟。灸完督脉，把天灸药，用大号膏药贴外敷督脉，留药 6~8 小时。再艾火灸承扶、殷门、承山、昆仑、足三里，60 分钟。

治疗每天，以重灸督脉为主，针刺任脉，天灸药第二天药量配比加一倍。经 9 天治疗，脖子能转动，晚上能正常睡眠。经 3 个疗程治疗，身体无僵硬疼痛症状，已能正常工作生活。

【病例二】

亮亮（小名），2006年3月9日，患者母亲经人介绍来咨询。她说亮亮被北京301医院诊断为强直性脊柱炎，在北京住院治疗两个多月，未见好转，每天吃6种药，还得吃护肝肾药。亮亮学习一直很好，特别喜欢动漫，说长大当动画设计师。自上高中后一发病就疼痛难忍，走不了路。经常请假上不了学，学习成绩一落千丈，成了末等生。后来与学校沟通，转成特殊生，如疼痛难受，不上学，可以不用请假。

父亲看孩子这么痛苦，在难受时让他喝点白酒缓解疼痛，白酒总比止痛药毒性小。专家给出的结果是，现在是身体成长期，等身体长成了，不发育了，疼痛会缓解，也就是说，整个脊柱骨质完全钙化。他母亲痛苦地说："孩子非常难受，治愈无望，吃一般止痛片不管事，吃进口药对肝肾损伤大，都不知怎样好。"我对她讲："你儿子年龄小，如能配合治疗，完全有痊愈可能。"她说："只要不吃药，对肝肾没副作用，孩子一定配合。"

【天灸药配方】

防风160克，熟地黄100克，鹿角胶160克，狗脊 130 克，羌活 90 克，红花 90 克，川芎 90 克，制附子 90 克，艾叶 130 克，干姜 160 克，食盐 50 克。

【操作手法】

第一天，先给患者做艾灸，小周天灸，督脉艾灸，主穴：腰部夹脊、肝俞、至阳、肾俞、命门，任督针刺：百会、承浆、膻中、气海、关元、会阴。灸至 90 分钟，从足底冒凉气，后灸任脉，从足底冒湿凉气，治疗原则以驱寒除湿为主。

将天灸药均研细末，开水调至饺子面状，以膏药贴，配合保鲜膜外敷，阿是穴（病疼痛处），重灸督脉，任脉加针刺。第一疗程为 9 天，以小周天灸法为主。此病第一疗程，每天神厥穴，塞 0.5 克麝香，棉球填上，膏药贴外敷，留药 24 小时。

经一疗程治疗，自诉各关节疼痛，基本缓解。亮亮很配合，性格又开朗了，等到可以正常上学了，每天晚上过来治疗。

第二疗程治疗，以小周天灸法为主，在小周天打通后，做艾火归元灸（聚气法）。自诉在丹田穴有热火球（内丹），我在病症处施灸，他说黑色慢慢退去，但还有肉芽状物。

每天天灸药外敷，艾灸重灸，小周天灸法，经第二疗程治疗，患者内视脊柱已看不到肉芽状物。每次治疗完做15分钟归元灸，待患者内视到聚成内丹，再导引，他说小火球变大消失了。他内视不到内丹后，再点按双侧足三里，每穴点6次，他天目就闭合了。有时他还想内视，说什么也看不到了。经3个月治疗后，他父母带他到北京做了全身复查，也查不到强脊炎病症。以后每年定期做保健，至今再未复发。

14. 三叉神经痛

三叉神经痛的发作常无预兆，而疼痛发作一般有规律。每次疼痛发作时间由仅持续数秒到1~2分钟骤然停止。初期起病时发作次数较少，间歇期亦长，数分钟、数小时不等。随病情发展，发作逐渐频繁，间歇期逐渐缩短，疼痛亦逐渐加重而剧烈。夜晚疼痛发作减少，间歇期无任何不适。说话、吃饭、洗脸、剃须、刷牙以及风吹等均可诱发疼痛发作，以致病人精神萎靡不振，行动谨小慎微，甚至不敢洗脸、刷牙、进食，说话也小心，唯恐引起发作。

【病例】

孙某某，女，49岁，患三叉神经痛三年多，每天不定期疼痛，夜里睡觉不时疼醒，吃止痛药后来也没效果，每天痛苦不堪。

【天灸药配方】

生蒲黄90克，五灵脂90克，乳香90克，没药90克，生川乌60克，生草乌60克，白芷60克，黄丹60克。

【操作手法】

上药均研细末，用开水调至糊状，用保鲜膜膏药贴外敷，疼痛处阿是穴。艾灸温和灸，夹脊穴、风池、玉枕、百会、天突，2~3小时为宜。如无气感透热，针刺承浆、颊车、上关、下关、人中。经一个疗程治疗，疼痛基本控制，又经两个疗程巩固，治疗痊愈。

15. 坐骨神经痛

坐骨神经痛是以坐骨神经径路及分布区域疼痛为主的综合征。坐骨神经痛大多数为单侧，还伴有腰、背痛；疼痛一般为持续性，亦可为发作性。椎管压力增加时症状加重，亦可沿坐骨神经径路放射。

【病例】

陈某某，女，31岁，2002年4月15日就诊。自诉三年前得过此病，后经理疗最近两年多没发病。最近发病半个多月了，做按摩理疗，疼痛未见好转。现在右腿疼痛特别重，走路很困难，夜里睡眠不好。最近有十多天疼得不能上班。

【天灸药配方】

生川乌250克，生草乌250克，麻黄90克，肉桂90克，吴茱萸90克，延胡索90克，川芎90克，郁金160克，姜黄160克，乳香60克，五灵脂60克，食盐30克。

【操作手法】

上药均研细末，用开水调至干糊状，用保鲜膜外敷，患病症处阿是穴、足三里、承山、三阴交。

艾灸温和灸，肾俞、腰阳关、长强、会阳、地仓、曲泉、髀关、承扶、殷门。如灸无气感，酸、麻、胀、凉、热、痛等气感，则针刺会阴、承扶、殷门、髀关、委中、承山、三阴交。此患者，经一个月调理痊愈，以后每年保健灸，一直未复发。

16. 痛风

痛风患者，必须从根治疗，治疗原则是先打通人体任督二脉。人体通道打通后，把体内瘀结的毒素，通过体表、肾肝排解出体外。内里毒素排出来了，内脏代谢平衡了，临床疼痛表象解决了，病体方可痊愈。如果单止痛，虽症状缓解，一有诱因还会复发。

【病例一】

某男，41岁，痛风病史近十年。近几年每年大发病一次，发病时近一月不能下地走路，不能正常工作。平时各小关节疼痛已是常态，大小医院一直治疗，非常痛苦。经患者介绍来就诊，我看了医院病诊断，向他解释。如想缓解疼痛，就会大剂量用药，短期症状会消失。如不彻底治愈，说不定什么时候还会复发；如想彻底治愈，则以治疗脏腑为主，把全身经络打通，脏腑代谢平衡，体内痛风因子毒素排出方可根治。这样要坚持治疗三个月，否则如不配合长期治疗，虽然疼痛症状一时解决，最终还会复发。

【天灸药配方】

苍术300克，黄柏300克，知母130克，生石膏90克，金银花160克，连翘160克，木瓜190克，地龙90克，薏苡仁90克，老鹳草200克，川牛膝200克，威灵仙160克，川芎190克，草乌90克，红花90克，桃仁160克，三七160克，寻骨风160克，附子60克。

【操作手法】

上药均研细末，用蜂蜜开水调至糊状，外敷痛点阿是穴，任脉，膻中、中脘、神阙穴，麝香0.5克塞入神阙穴，填棉球，膏药贴外敷，留药24~48小时。足三里、承扶、承山、昆仑、三阴交，膏药贴保鲜膜外敷，督脉，艾灸温和灸（小周天灸法）2~3小时为宜。

如会阴无气感，温、热、凉、胀、痛等异常体感，加针刺，会阴、长强、阴陵泉，灸至脚底有气感，麻、胀、凉、热、湿、痒、痛，冒凉气、冒湿热气等，四肢经脉通畅后，脏腑，灸心俞穴，中穴及整个上焦透热；灸胃俞、肝俞，整个中焦透热；灸肾俞、大肠俞，整个下焦透热至会阴，整个肾都会透热。如治疗至脏腑经脉通畅，就会从小便排毒，大便排毒。全身各大通道畅通后，整个体内发生质的变化，最终痊愈。此例患者，经三个月治疗，全身疼痛症状完全消失，体检痛风指标正常，至今未复发。

【病例二】

孙某，2016年7月8日就诊，痛风5年多了，来时用转椅推，已行走不了。两年前做过手术，从膝盖取出痛风石。这次复发，不仅双膝疼痛严重，双侧腰酸痛特别难受，腰直不起来，从疼痛到走不了路已近一个多月。我观其气场，双眼呆滞无神，眼圈发黑。他不仅有痛风病，而且肾脏不好，有前列腺病症。我问他想从根上治疗，还是先解决表证。从根上治疗，从肾上入手，把脏腑病治好后，痛风症状也随之缓解消失；从表证入手，先解决疼痛，但只是治表证。他说能否同时进行，我说只能选其一。他听我的，先从表证入手，把症状缓解，把四肢经络疏通，疼痛缓解后，再把脏腑疏通，让气血走表里、肌肤、脏腑、骨髓，最终达到丹道周天（洗髓功），最终全身痊愈。

【天灸药配方】

土茯苓500克，银花藤300克，僵蚕250克，薏苡仁500克，黄柏250克，苍术160克，牛膝250克，乳没120克，当归190克，丹参300克，白芍30克，木瓜150克，泽泻100克，茯苓300克，汉防己150克，元胡160克，白芷300克，丹皮150克，威灵仙250克，地龙150克。

【操作手法】

上药均研细末，用开水蜂蜜调至糊状，膏药贴、保鲜膜配合使用，麝香0.5克，塞入神阙穴，棉球填上，膏药贴外敷，留药24小时。

天灸药外敷疼痛，病症处阿是穴，足三里、三阴交，艾火灸，夹脊穴，肾俞、命门、长强，90分钟，如无气感，把腿上所有药做成6寸薄片，外敷脾俞、肾俞、命门，平卧，任脉，膻中针刺，会阴针刺。

艾灸温和灸，阳陵泉、双侧、膝眼、丰隆，1~2小时为宜。经9天连续治疗，已能正常走路，疼痛已缓解。

第二疗程治疗，以治疗肾虚为主。天灸药配方调整为：山药250克，杜仲250克，菟丝子300克，肉苁蓉160克，淫羊藿160克，何首乌160克，枸杞子130克，金银花200克，连翘100克，防风100克，秦艽100克，桑枝25克，细辛100克，制草乌10克，黄柏10克，石膏160克，半夏100克，黄芪10克，牛膝10克。上药均研细末，老醋开水调至干糊状，保鲜膜、膏药贴配合使用。外敷疼点阿是穴，肾俞、命门、神阙穴塞麝香0.5克，棉球填上，膏药贴外敷，留药48小时。艾灸以小周天灸法为主，如有滞气，任脉针刺。经9天治疗，腰酸痛症状基本消失，痛风症状好转。自诉，身体一天比一天好，经上述交替用天灸药，艾灸配合针刺治疗，在第二疗程治疗期间每天小便排毒，颜色重，有异味，大便由过去一天2~3次，最后每天一次正常。经3个月治疗，去医院体检，痛风痊愈，肾虚腰痛，恢复正常。

17. 痿症

痿症是以肢体筋脉弛缓，软弱无力，不得随意运动，日久而致肌肉萎缩或肢体瘫痪为特征的疾病。导致痿病的原因非常复杂，感受外邪、情志内伤、饮食不节、劳倦久病等均可致病。基本病机是肺、胃、肝、肾等脏腑精气受损，肢体筋脉失养，如肺热津伤，津液不布；湿热浸淫，气血不运；脾胃亏虚，精微不输；肝肾亏损，髓枯筋痿。

【病例】

邓某某，男，49岁，下肢不能行走三年多。2002年3月20日，经朋友介绍，他爱人咨询，问能不能治。她丈夫以前身体很健康，1999年得了腰间盘突出症，后来一直治疗不好。自打了封闭针后，腰麻木不知痛了，最后下肢肌肉慢慢萎缩，到现在双腿无力，走不了路了。最后医院诊断为肌无力，可上身好好的，不能工作了，只能在家洗衣服、做饭。

【天灸药配方】

白芥子90克，白花菜籽160克，马钱子130克，生川乌200克，生草乌200克，生南星200克，闹羊花200克，羌活200克，独活200克，威灵仙200克，白芷200克，川芎200克，乳香130克，没药130克，桂枝200克，冰片15克，干姜90克，艾叶160克。

【操作手法】

上药均研细末，开水调至干糊状，保鲜膜外敷足三里、丰隆、阳陵泉、委中、承山、三阴交。艾灸：肾俞、阳关、命门、长强、承扶、殷门，每次灸2~3小时，留药8~16小时。

艾灸小周天灸法，患者自诉，灸夹脊穴有气感通至手心劳宫穴，灸肾俞时整个腹腔均有热感，灸长强、承扶，患者反映整个腿胀痛、麻、凉。针刺承扶、殷门、委中、承山、风市、膝阳关、阳陵泉、涌泉。患者反映无针刺感，有个别针胀感，加针灸，承扶、殷门、委中，患者反映胀感好些，脚底有麻木感，治疗3小时结束。

第二天治疗，天灸药同上，艾灸肾俞、阳关、长强、承扶、殷门。针刺髀关、阴市、解溪、内庭、涌泉。经3小时治疗，腿胀渐轻，脚麻木缓解；经9天治疗，脚底由麻木，冒凉气，最后湿热。此患者经3个月治疗康复，已能正常行走。

18. 风湿性心脏病

风湿性心脏病，是风湿病引起的心脏病，早期无明显症状，易心慌气短，易疲劳。重者有咳嗽，咯带粉色泡沫痰，烦躁不安，出冷汗。气喘心悸，不能平卧，上腹胀满，下肢浮肿，口唇紫绀等症状。

【天灸药配方】

三七30克，水蛭30克，黄芪60克，沉香1克，丹参30克，干姜30克，麝香0.5克，艾叶30克。

【操作手法】

各药研细末，用蜂蜜调成饺子皮状，膏药贴外敷心俞、膻中、内关、心包、足三里、三阴交，小周天灸法，外加针刺导引，每次2~3小时为宜。

调治后如自诉无不良反应，外敷药可留至6小时左右，如皮肤有过敏者可改用保鲜膜。治疗总则：把体内寒湿内邪由体表里、肌肤、骨髓、脏腑排出体外，脏腑内毒由肾、尿液、血液、肝、大便排出，病变组织最终痊愈，临床诸症，辨证施灸、针，可根据病症变化调治。

19. 高血压

高血压是最常见的慢性病，也是心脑血管病最主要的危险因素。正常人的血压随内外环境变化在一定范围内波动，血压的症状因人而异。早期可能无症状或症状不明显，常见的是头晕、头痛、颈项板紧、疲劳、心悸等，仅仅会在劳累、精神紧张、情绪波动后血压升高，并在休息后恢复正常。随着病程延长，血压明显持续升高，逐渐会出现各种症状，此时被称为缓进型高血压病。缓进型高血压病常见的临床症状有头痛、头晕、注意力不集中、记忆力减退、肢体麻木、夜尿增多、心悸、胸闷、乏力等。高血压的症状与血压水平有一定关联，多数症状在紧张或劳累后可加重。清晨活动后血压可迅速升高，导致心脑血管事件多发生在清晨。当血压突然升高到一定程度时甚至会出现剧烈头痛、呕吐、心悸、眩晕等症状，严重时会发生神志不清、抽搐，这属于急进型高血压和高血压危重症。

多会在短期内发生严重的心、脑、肾等器官的损害和病变，如中风、心梗、肾衰等。

【病例】

齐某某，男，38 岁，2013 年 8 月 21 日就诊，自诉得高血压病 6 年多了，一直吃降压药。近两年又得了冠心病，每天头昏脑涨，心律不齐，心慌气短，睡眠不好，全身乏力。每天吃降压药，血压在 90~140 左右，喝一阵中药疗效不明显。朋友介绍说不用吃药也可以治，吃西药副作用大。我说，艾灸疗方无任何副作用，但得坚持治疗。一旦疗效出来，会根治高血压，他说一定配合治疗。

【天灸药配方】

吴茱萸 250 克，川芎 250 克，辛夷 90 克，火麻仁 90 克，决明子 90 克，干姜 60 克，附子 60 克，川椒 60 克，艾叶 160 克。

【操作手法】

上药均研细末，用开水调至干糊状，外敷神阙、膻中、足三里、涌泉，留药 24 小时，艾灸温和灸，小周天灸法。

针刺百会、印堂、人中、承浆、中脘、会阴。艾灸夹脊、玉枕、心俞、肾俞、命门、长强，灸至上焦、中焦、下焦，有气感，酸、麻、胀、凉、热、湿、痒等气感，疗效佳。患者当天自诉，肚子开始胀，后来会阴冒凉气，最后湿热，肚子不胀后排了很多个屁。后来膻中、神阙均热，很舒服，从脚底先凉麻，后来一直湿热。此患者经3个月治疗，冠心病、高血压均痊愈。

20. 肝硬化

肝硬化是临床常见的慢性进行性肝病，由一种或多种病因长期或反复作用形成的弥漫性肝损害。在我国大多数为肝炎后肝硬化，少部分为酒精性肝硬化和血吸虫性肝硬化。肝硬化腹水，属于中医臌胀范畴，为中医四大难症之一。

【天灸药配方一，对治肝瘀、气滞、血瘀】

瞿麦300克，防己90克，椒目500克，葶苈子150克，制军90克，莪术500克，枳壳500克，失笑散150克，桃仁50克，丹参115克，川朴160克，干姜90克，三七90克。

【操作手法】

上药均研细末，开水加醋调至干糊状，用保鲜膜、膏药贴外敷神阙、肝俞、脾俞、足三里，留药6~8小时。艾灸温和灸，肾俞、命门、腰阳关、阳陵泉，每次灸2~3小时为宜，如中焦、下焦无透热气感，针刺会阴、百会、涌泉，灸至脏腑透热，疗效佳。

【天灸药配方二，对治脾肾阳虚，肝瘀气滞】

金钱草300克，车前子300克，茯苓皮300克，炮甲100克，泽兰100克，大腹皮120克，丹参150克，山药150克，泽泻150克，黄芪150克，甘遂150克，麻黄90克，桑白皮90克，防己90克，食盐50克。

【操作手法】

上药均研细末，加开水调至干糊状。用保鲜膜、膏药贴外敷，神阙、肝俞、阴廉、阴仓，艾灸温和灸，肝俞、脾俞、命门、肾俞、气海、水分，每次2~3小时为宜。

21. 脑动脉硬化症

脑动脉硬化症指脑动脉硬化后，因脑部多发性梗塞、软化、坏死和萎缩引起神经衰弱综合征、动脉硬化性痴呆、假性延髓麻痹等慢性脑病。脑动脉硬化症可引起短暂性脑缺血发作、脑卒中等急性脑循环障碍以及慢性脑缺血症状。主要表现：头痛，头晕，四肢麻木，失眠为主症。

【病例】

陈某某，男，52岁，2002年7月11日就诊。自诉医院确诊脑动脉硬化已两年多，每天颈部僵硬，头痛头晕，睡眠不好，浑身骨头节酸痛，住院输液能缓解些。后来医生说不能经常扩张血管，建议吃中药治疗，他说肠胃也不好，喝中药会吐，听朋友介绍，想用外治法治疗。

【天灸药配方】

柴胡250克，川楝子90克，郁金90克，青皮90克，泽泻130克，白术120克，天麻120克，半夏120克，决明子120克，潼蒺藜180克，刺蒺藜180克，牛膝120克，钩藤250克，桑寄生180克，胆南星160克，杏仁120克，丹皮120克，全蝎50克。

【操作手法】

上药均研细末，用开水调至糊状，用保鲜膜、膏药贴外敷肩井、曲池、足三里、肝俞、命门、阳陵泉、三阴交、承扶、承山，艾灸温和灸，夹脊穴、风池、玉枕、肾俞、长强，如无气感，针刺：百会、神阙、承浆、膻中、会阴，灸至脏腑、上焦、中焦、下焦，足底有气感，酸、麻、胀、热、凉、湿等体感，疗效佳。此患者经两个月治疗痊愈，随访再未复发，每年经常定期保健灸。

22. 面瘫

面瘫，一般指面神经麻痹，俗称"歪嘴巴""吊线风"，是以面部表情肌群运动功能障碍为主要特征的一种疾病。它是一种常见病、多发病，不受年龄限制。面神经炎引起的面瘫绝大多数为一侧性，且右侧多见。多数患者往往于清晨洗脸、漱口时突然发现一侧面颊动作不灵、口角歪斜。

【病例】

张某某，男，29岁，2002年7月9日就诊。自诉一个月前，与朋友晚上喝完酒，第二天醒来左侧眼睛疼胀，左侧口歪，流口水。西医治疗无效后，做针灸十天，未见好转，现口歪得严重了，很是害怕，怕治不过来。事后了解到，他2002年5月份刚结的婚，喝完酒性生活后，吹空调睡。醉酒后行房，本身气虚，天热吹空调是他发病的原因。

【天灸药配方】

白芷 150 克，白僵蚕 150 克，草乌 150 克，干姜 250 克，艾叶 150 克，桂枝 150 克，川芎 90 克，附子 90 克，防风 150 克，防己 150 克。

【操作手法】

上药均研细末，用蜂蜜 30 克，加开水调干糊状，用保鲜膜配膏药贴，外敷患侧阿是穴，肾俞、命门、神阙。艾灸温和灸，健侧风池玉枕，如面部无气感，酸、麻、胀、凉、热，加针刺：百会、神庭、人中、承浆、地仓、承泣，灸至面部气感，疗效显著。此例患者经一个月治疗痊愈。酒后行房，体虚当风，是养生大忌。

23. 中风后遗症

脑血栓是指在颅内外供应脑部的动脉血管壁发生病理性改变的基础上，在血流缓慢、血液成分改变或血黏度增加等情况下形成血栓，致使血管闭塞。临床上以偏瘫为主要后遗症，多发生于 50 岁以后，男性略多于女性。

最常见的脑血栓后遗症：一侧肢体肌力减退、活动不利或完全不能活动，常伴有同侧肢体的感觉障碍如冷热不知、疼痛不觉等。

【病例】

任某，女，53岁，2006年3月18日由71岁老母亲陪着就诊。老太太自诉：姑娘在锦州国企工作，自从下岗后一直做卖菜小生意。三年前得了脑血栓后，刚开始丈夫还照顾，现在不闻不问。这两年她一直是老母亲照料，老太太现在年龄越来越大，担心姑娘以后的生活。老太太说到这儿泪流满面，我劝老太太别急。当时娘儿俩打车来的，患者左侧手僵硬不能动，腿能动但僵硬无力，走路很费劲，得有人扶着。我对她们说，只要坚持治疗一个月，等恢复到能自理就好康复了。我当时建议她包一个月人力车，每天送来治疗，3个小时后再接走，治疗费用少收。这样老太太就不用来回陪着，娘儿俩很高兴接受我的建议。

【天灸药配方】

丹参120克，玉竹120克，女贞子120克，生牡蛎120克，钩藤120克，竹茹120克，白芍150克，麦冬160克，茯神160克，柏子仁190克，知母90克，远志60克，石菖蒲60克，甘草60克，川芎160克，艾叶160克。

【操作手法】

上药均研细末，开水加醋调至干糊状，用膏药贴保鲜膜外敷，患病症处阿是穴。

艾灸温和灸，以小周天灸法为主，每次灸2~3小时为宜，留药6~8小时。经9天治疗，自诉四肢僵硬感消失，患侧腿有劲了，手也能抓东西了，食欲好，睡眠好。

休息三天后，开始第二疗程，天灸药加大药量：木瓜250克，樟脑250克，雄黄90克，牛膝250克，桃仁250克，川芎250克，川椒90克，艾叶160克，干姜160克。上药均研细末，用醋加开水调至糊状，用保鲜膜、膏药贴外敷，患者病症处阿是穴，以小周天灸法为主，针刺任脉，百会、神庭、承浆、天突，针刺中脘、神阙、会阴、阴陵泉，艾灸温和灸以小周天灸法为主。疗程结束，休息3~6天。经3个月治疗，患者基本生活自理。后又经6个月治疗，痊愈，以后定期每月做几天保健灸，一直未复发。

24. 前列腺炎

前列腺炎是泌尿外科的常见病，在泌尿外科男性患者50岁以下中占多数。前列腺炎一般分慢性细菌性前列腺炎、非细菌性前列腺炎和无症状性前列腺炎。

临床症状复杂多样，使患者的精神与肉体受到极大的折磨。

【病例】

陈某，46岁，2014年6月17日就诊，自诉前列腺炎已有近六年，开始是非细菌性前列腺炎，通常呈慢性前列腺炎症状，常见症状是尿频尿急、尿等待、尿无力、尿线变细、尿道口滴白等。炎症发作期间，前列腺充血水肿，做房事时射不出精，一夜起解4~5次，浑身酸软无力，睡眠不好，口干舌苦，眼干难受。医院说要动手术，他一直不敢做，怕留后遗症，西药、中药没少吃，未见好转。治疗前列腺一定要坚持，方能痊愈。只要有疗效，他表示一定配合治疗。

【天灸药配方】

茱萸250克，僵蚕250克，玄参90克，肉桂250克，大黄200克，川芎160克，干姜160克，红花160克。

【操作手法】

上药均研细末，开水加醋调至干糊状，做成6寸宽薄片，膏药贴、保鲜膜外敷神阙、气海、关元、中极、阴陵泉、三阴交。

艾灸温和灸，肾俞、腰阳关、命门、长强，2~3小时为宜。

如中焦、下焦无气感,湿、热、凉、麻、胀等,针刺会阴、涌泉,灸至会阴、前列腺、脚底有气感,疗效佳。

经9天治疗,自诉前列腺胀痛感缓解见好,夜尿两次,睡眠好,浑身难受感消失。又经两个月治疗痊愈,每年定期保健灸,未复发。

25. 尿潴留

尿潴留是指膀胱内充满尿液而不能正常排出。按其病史、特点,分急性尿潴留和慢性尿潴留两类。急性尿潴留起病急骤,膀胱内突然充满尿液不能排出,病人十分痛苦,常需急诊处理;慢性尿潴留起病缓慢,病程较长,下腹部可触及充满尿液的膀胱,但病人不能排空膀胱。

【天灸药配方】

麝香0.5克,甘遂15克,葱白15克。

【操作手法】

上药均研细末,葱白捣烂,调至泥状,塞入神阙穴,用棉球填上,外敷膏药贴,留药24小时。艾灸温和灸，肾俞、命门、次髎、三焦俞、阴陵泉，2~3小时为宜。

26. 尿失禁

尿失禁是由于膀胱括约肌损伤或神经功能障碍而丧失排尿自控能力，使尿液不自主地流出。

【天灸药配方】

附子300克，干姜100克，益智仁300克，五倍子160克，乌药150克，菟丝子150克，龙骨90克，牡蛎130克，山萸肉130克，磁石120克，山药150克，白术120克，黄芪120克。

【操作手法】

上药均研细末，用蜂蜜加开水调至干糊状，外敷神阙、阴陵泉、三阴交，留药6~12小时。艾灸温和灸，主穴：中极、关元、肾俞、膀胱俞、足三里、神阙、次髎，每次灸2~3小时为宜。

27. 痛经症

痛经症，系指经期前后或行经期间，出现下腹部痉挛性疼痛，并有全身不适，严重影响日常生活，分原发性和继发性两种。经过详细妇科临床检查未能发现盆腔器官有明显异常者，称原发性痛经，也称功能性痛经。继发性痛经则指生殖器官有明显病变者，如子宫内膜异位症、盆腔炎、肿瘤等。

【病例】

张某，女，39岁，2012年来就诊，自诉痛经史近十年。每次月经期小腹坠痛，有黑瘀血块，伴有腰痛，乳腺胀痛，中医西医全治疗过。中医说肾阳虚症，乳腺增生。2007年西医确诊为子宫内膜异位、盆腔炎、乳腺增生。每次月经期疼痛不能工作，近两年经血越来越少，疼痛更重了。

【天灸药配方】

红花300克，当归300克，怀牛膝300克，苏木300克，川芎160克，麸炒枳壳180克，莪术240克，赤芍250克，三棱250克，芫花250克，当归160克，肉桂160克，丹皮160克，吴茱萸160克，麦冬160克，防风160克，细辛300克，制半夏160克，藁本130克，干姜130克，茯苓130克，木香130克，炙甘草130克。

【操作手法】

上药均研细末,开水蜂蜜调至干糊状,膏药贴、保鲜膜外敷双乳房、神阙、三阴交、阴陵泉、腰阳关、命门。

艾灸温和灸,以小周天灸法为主,如有滞气配合针刺,每次2~3小时为宜。经一个月治疗,双侧乳腺无增生症状,月经期疼痛轻。又经一个月治疗,痊愈,随访再未复发。

28. 月经不调

月经不调,也称月经失调,是妇科常见疾病,表现为月经周期或出血量的异常,可伴月经前、经期时的腹痛及全身症状。临床表现为月经周期或出血量的紊乱,具体情况包括不规则子宫出血、功能失调性子宫出血、闭经、绝经。

【天灸药配方】

党参200克,黄芪200克,白术150克,炙甘草160克,熟地200克,川续断150克,补骨脂150克,菟丝子200克,艾叶100克,首乌300克,当归120克。

【操作手法】

上药均研细末,用开水加 50 克食盐调干糊状,用保鲜膜、膏药贴外敷血海、阴陵泉、三阴交、腰阳关、肾俞、命门、神阙,艾灸温和灸,以小周天灸法为主,每次 2~3 小时为宜。

29. 乳腺增生症

乳腺增生症是女性最常见的乳房疾病,其发病率占乳腺疾病的首位。近些年来,该病发病率呈逐年上升的趋势,年龄也越来越低龄化。据调查约 70%~80% 的女性都有不同程度的乳腺增生,多见于 25~45 岁的女性。

乳腺增生症是指乳腺上皮和纤维组织增生,乳腺组织导管和乳小叶在结构上的退行性病变及进行性结缔组织的生长,其发病原因主要是由于内分泌激素失调。由于病因来自身体内分泌功能紊乱,故除乳房方面的症状外,同时还可出现月经不规律,脾气不好,爱着急、爱生气、爱出汗。

【病例】

孙某某,女,33 岁,2012 年 6 月 15 日就诊,自诉双侧乳腺增生，在月经期胀痛加重，平时手摸双乳有硬肿块，现已不能侧睡，吃中药未见好转，脾胃不好，有浅表胃炎，以后喝中药就吐，去医院就诊，让做手术治疗。

【天灸药配方】

桂枝 250 克，附子 250 克，肉桂 160 克，吴茱萸 300 克，细辛 300 克，炮姜 300 克，淫羊藿 300 克，巴戟天 150 克，杜仲 150 克，葫芦巴 150 克，仙茅 150 克，独活 150 克，川芎 300 克，当归 300 克，红花 150 克，乳香 150 克，五灵脂 150 克，天仙藤 150 克，急性子 150 克，川续断 150 克，枯草 300 克，玄参 300 克，生牡蛎 300 克，昆布 150 克，姜半夏 120 克，海藻 120 克，青皮 90 克，陈皮 90 克，三棱 60 克，莪术 60 克。

【操作手法】

上药均研细末，开水加蜂蜜调干糊状，用膏药贴保鲜膜外敷双侧乳房，神阙、血海、三阴交、腰阳关、承扶、承山。艾灸温和灸，夹脊穴，肝俞、胃俞、命门、长强。经9天治疗，脚底先排湿凉气，后灸夹脊穴，上焦、中焦、下焦，均透热。乳房增生慢慢化掉，经一个月治疗，痊愈。

30. 子宫肌瘤

子宫肌瘤是女性生殖器官中最常见的一种良性肿瘤，也是人体中最常见的肿瘤之一，又称为纤维肌瘤、子宫纤维瘤。子宫肌瘤主要是由子宫平滑肌细胞增生而成，故称为子宫平滑肌瘤，较为确切。

【天灸药配方】

三棱 250 克，莪术 250 克，丹参 250 克，香附 300 克，昆布 300 克，海藻 300 克，牡蛎 300 克，穿山甲 160 克，附子 160 克，肉桂 160 克，吴茱萸 90 克，细辛 90 克，炮姜 90 克，巴戟天 90 克，杜仲 90 克，葫芦巴 90 克，仙茅 90 克，川芎 90 克。

【操作手法】

上药均研细末，用开水加老醋调至干糊状，膏药贴保鲜膜外敷神阙、气海、关元、阴陵泉、三阴交、承山、委中，艾灸温和灸，肾俞、命门、长强，针刺会阴穴，灸至子宫透热，脚底有气感最佳。经一个疗程治疗，自诉双乳触痛感消失，又经一个月治疗，痊愈。乳腺增生治疗，关键在通。

31. 子宫脱垂

子宫脱垂，是指子宫从正常位置沿阴道下降，宫颈外口达坐骨棘水平以下，甚至子宫全部脱出于阴道口以外，常合并有阴道前壁或后壁膨出。子宫脱垂与支持子宫的各韧带松弛及骨盆底托力减弱有关，因此多见于多产、营养不良和体力劳动的妇女。

【天灸药配方一】

升麻 250 克，枳壳 250 克，黄芪 160 克，柴胡 160 克，党参 160 克，吴茱萸 160 克，川芎 160 克。

【操作手法】

上药均研细末，开水加老醋调至干糊状，膏药贴保鲜膜外敷阴陵泉、三阴交、足三里。麝香 0.5 克，塞入神阙穴，棉球填上，留药 24 小时。艾灸温和灸，主穴：肾俞、命门、腰阳关、足三里，重点以小周天灸法为主，如有滞气，配合针刺。

【天灸药配方二】

西洋参 250 克，黄芪 300 克，升麻 300 克，五倍子 250 克，小茴香 250 克，乌梅 18 枚。

【操作手法】

上药均研细末，开水加醋调至干糊状，膏药贴外敷三阴交、足三里、阴陵泉，麝香0.5克，塞入神阙穴，棉球填上，留药24小时。艾灸温和灸，肾俞、腰阳关、命门、承扶、气海、关元、足三里。

32. 抑郁症

抑郁症临床表现为精神抑郁，焦虑，多疑易惊，胆小易怒，对外界事物无兴趣，失眠，阳痿早泄，月经不调，中医称癫症、郁症。

【病例】

李某某，男，53岁，2013年8月12日经患者介绍就诊。自诉已得病近一年，原来体重168斤，现在体重不足120斤，每天睡眠不到3小时，而且睡着了心里是明白的，头昏脑涨，胆子特别小，好消息、坏消息，都不能听，生意全部交妹妹处理。虽移民美国，在国外更害怕，见到外国人恐惧，在国外也看中医、西医，现已对治疗无任何信心，自觉生不如死。经分析，他的病是伤了肾气，肾阳亏空，现今心肾不交，再长期失眠，形成恶性循环，如治疗，先从脾肾入手，肾阳足了，元气恢复了，脾胃好了，睡眠好了，身体就康复了，胆小必是做了亏欠的事，原则是必须坚持配合治疗。他说，只要有疗效，一定坚持治疗。

【天灸药配方】

肉桂 250 克，黄连 250 克，焦白术 250 克，山芋肉 180 克，熟地 300 克，黑枣仁 300 克，夜交藤 300 克，郁金 250 克，胆南星 90 克，茯苓 90 克，远志 160 克，干姜 90 克，透骨草 90 克。

【操作手法】

上药均研细末，用醋加开水调至糊状，用保鲜膜膏药贴配合外敷，肾俞、阳陵泉、内关、足三里、三阴交。

艾灸温和灸，以小周天灸法为主，2~3 小时为宜。针刺：百会、神庭、双侧睛明、承浆、膻中、中脘、关元、会阴，灸至脚底，凉、热、麻、胀、酸、痛、湿、痒等气感，疗效佳。经 9 天治疗，自诉每夜能睡 5~6 小时而且睡沉了，无头昏脑涨症状，总体有疗效。

第二疗程，天灸药配方调整为：白术 250 克，青皮 250 克，生地黄 250 克，厚朴（姜炒）250 克，杜仲（姜炒）250 克，广陈皮 250 克，川椒 160 克，巴戟肉 160 克，白茯苓160克，小茴香160克，肉苁蓉300克，青盐50克，黑豆160克，三七90克，肉桂90克，干姜90克。

上药均研细末，开水调至糊状，用保鲜膜、膏药贴外敷肾俞、神阙、足三里、丰隆、阳陵泉，艾灸温和灸，以小周天灸法为主，配合归元灸，每次2~3小时。每9天治疗，结束休息6~9天，经两个月治疗痊愈，以后定期做保健灸，随访未复发。

33. 早泄

早泄是指能正常勃起，早期还很坚，在过性生活时，一触即泄。元阳不足，肾不固精，与纵欲过度、久欲手淫、精神压力大、总想满足女人心愿有关。每每失败，久之自责，造成过性生活焦虑恐惧，甚者滥用药物，形成恶性循环，最终导致阳痿。腰腿酸软，面呈青灰，多有黑眼圈，双目浑浊，民间称醉眼、淫眼，双目飘浮不定。

【天灸药配方】

五倍子200克，艾叶300克，干姜100克。

【操作手法】

上药均研细末，用醋调成饺子面皮状，用中号膏药贴外敷神阙穴、关元穴，艾火灸肾俞、命门、长强。如无气感，针刺会阴、三阴交、足三里。以补气归元灸为主，每次60~90分钟为宜，如有其他身体病症，可得气后针刺导引，9天为一个疗程。

34. 阳痿

阳痿又称勃起功能障碍，是指在有性欲要求时，阴茎不能勃起或勃起不坚，或者虽然有勃起且有一定程度的硬度，但不能保持性交的足够时间，因而妨碍性交或不能完成性交。

【病例】

李某某，男，38岁，2013年6月18日就诊，自诉腰肾区酸凉，总感觉腰冒凉气，脚特别凉。脾胃不好，经常拉稀，大便不成形，每天多时大便2~3次。头晕无力，睡眠不好，已得阳痿近三年。去看西医也查不出什么病，喝中药效果不明显，已与老婆分居。他说自己没男性功能还能忍受，可身体越来越差，觉得活着没意思。

经诊断，他主要是肾阳不足，必须先把经络打通。肾阳足了，元气充盈了，脾胃好了，阳痿也就好了。

病根在肾阳不足，阳痿只是标，所以治标先治根。先按一个月治疗，短期治疗是不能治愈的。他说，只要有疗效，一定配合治疗。

【天灸药配方】

白术250克，青皮250克，生地黄250克，厚朴160克，杜仲160克，破故纸160克，广陈皮160克，川椒90克，巴戟肉160克，白茯苓160克，小茴香160克，肉苁蓉300克，青盐50克，黑豆160克，川芎160克，干姜160克，枸杞子200克。

【操作手法】

上药均研细末，开水调至糊状，用保鲜膜、膏药贴外敷神阙、肾俞、足三里、三阴交，留药6~8小时。

艾灸温和灸，以小周天灸法为主，如无气感，针刺百会。6月19日，自诉晚上睡眠很好，夜尿一次，觉得腰凉见好，治疗方法同上。经一小疗程治疗，自诉夜尿1次，大便以1~2次成形，腰不再酸凉，有时能勃起。我告诉他一月内再有想法，也不要做房事，要固肾精气，他说一定配合。

第二个月治疗……天灸药，麝香0.5克，白芷0.5克，塞入神阙穴，棉球填上，外敷膏药贴，留药24小时。

艾灸以小周天灸法为主，90分钟，最后做归元灸，30分钟。经总计2个月治疗，阳痿痊愈，全身乏力症状无，无脾胃症状，大便正常，已与老婆正常过夫妻生活。

35. 崩漏

崩漏，是月经的周期、经期、经量发生严重失常的病证，其发病急骤，暴下如注，大量出血者为"崩"；病势缓，出血量少，淋漓不绝者为"漏"。崩漏可发生在月经初潮后至绝经的任何年龄。

崩漏大致可分为脾肾虚型和血热气虚型。脾虚，劳倦思虑、饮食不节，损伤脾气。脾虚，血失统摄，不能制约经血，容易出现崩漏。先天肾气不足，或少女肾气未盛，天癸未充，或房劳多产损伤肾气，或久病大病穷必及肾，或七七之年肾气渐衰，天癸渐竭，肾气虚则封藏失司，冲任不固，不能制约经血。阳盛血热或阴虚内热，或七情内伤，肝郁化热，或内蕴湿热之邪，迫血妄行，发为崩漏。

【天灸药配方一，对治脾肾虚型】

熟地黄200克，山药300克，枸杞子150克，山茱萸150克，菟丝子200克，鹿胶150克，龟胶150克，党参300克，麦冬150克，五味子90克，女贞子300克，旱莲草300克，食盐50克。

【操作手法】

上药均研细末，开水调至干糊状，用膏药贴、保鲜膜外敷隐白、大敦、神阙、关元、三阴交，留药3~6小时。

艾灸温和灸，膈俞、肾俞、长强、足三里。

【天灸药配方二，对治血热气虚型】

菟丝子250克，山茱萸250克，党参160克，北黄芪160克，白术160克，炙甘草250克，阿胶90克，鹿角霜90克，何首乌160克，白芍90克，续断90克。

【操作手法】

上药均研细末，开水调至干糊状，用膏药贴保鲜膜外敷神阙、足三里、隐白、三阴交。

艾灸温和灸，主穴：腰阳关、肾俞、命门、气海、关元、隐白、足三里、三阴交。

36. 女性不孕

中医认为本病与肾关系密切，并与天癸冲任、子宫功能失调、脏腑气血不和、宫寒等诸症有关。

【病例】

张某某，女，31岁，2012年8月10日就诊。自诉：结婚三年，结婚时年龄偏大，双方父母都想要小孩，一直未孕。后经西医诊断输卵管阻塞，中医说身体阳虚，宫寒不孕，喝了不少汤药，未见好转。

【天灸药配方】

虎杖250克，石菖蒲250克，王不留行250克，当归160克，穿山甲160克，肉苁蓉160克，半夏300克，细辛300克，附子90克，乳香90克，没药130克，琥珀130克，肉桂130克，麻黄90克，桂枝90克，紫苏90克，生姜90克，防风160克，羌活160克，白芷160克，苍耳子160克，肉桂9克，小茴香90克，干姜90克，吴茱萸160克。

【操作手法】

上药均研细末，用开水调至干糊状，用膏药贴、保鲜膜外敷整个小腹部、足三里、阴陵泉、三阴交，艾灸温和灸，肾俞、腰阳关、膀胱俞、秩边，灸至会阴、子宫得气为佳。如不得气，针刺会阴、地机、然谷、涌泉。

经两个月治疗，怀孕，生一男孩。不孕症宫寒型患者治疗，关键在于：第一，把体内寒湿排出体外；第二，达到脏腑通畅，子宫寒湿排出，才能达到治愈不孕疗效；第三是坚持治疗，冰冻三尺非一日之寒。

37. 糖尿病并发症

中医称消渴病。泌尿生殖属于肾，肾是先天之本。脾是后天之本，脾是胰腺，又称胰岛。脾的功能分泌消化液（即胰岛素），来消化食入的葡萄糖等营养物质，转化成精微物质（即血液），滋养肾脏及全身各组织。当肾脏亏损时，首先影响脾功能。脾脏缺乏津液，不能正常分泌足够的消化液。消化液不足，食入的葡萄糖等营养物质不能充分转化、吸收，肾脏及全身各组织缺乏营养成分，导致恶性循环，使整体逐渐衰弱。

中医的治疗原则是增强体质，滋补肾阴肾阳，健脾胃，补元气，活血化瘀。肾脏恢复收敛封藏的功能，吃的食物能正常消化吸收，人体各组织得到足够营养物质，整体功能运转正常，身体健康，百病自去。用周天灸配合天灸药外敷，治疗糖尿病并发症，疗效显著。

【病例】

王某某,女,67岁,退休干部,2006年6月因治愈她孙子顽固性便秘,对我产生信任,决定让我治她的糖尿病并发症。主诉有近十多年病史,主要症状是足部麻木、胀凉、脱皮,小腿以下黑紫色,心慌气短,身体浮肿,排尿困难,尿蛋白、血压高,眼睑下垂,视物昏花,医院确诊为冠状动脉粥样硬化,气短乏力。

【天灸药配方】

干姜60克,生地黄60克,黄芪60克,丹参30克,肉桂90克,当归60克,干川椒20克。

【操作手法】

上药均研细粉,用蜂蜜加开水调至饺子皮状,用膏药贴外敷神阙、承扶、承山、委中、足三里、三阴交、阴陵泉穴。

第一次治疗,用小周天灸法,灸心俞、至阳、肺俞,灸至50分钟,灸肾俞、命门、尾闾穴30分钟。患者自诉双脚胀,冒凉气,最后灸气海、关元穴15分钟。患者陈述,与没灸前相比,脚麻胀、凉感更加重了,这是气冲病灶反应。

第二次治疗，用中药外敷，天灸药同上，从大椎穴至尾闾穴做成宽4寸药饼，沿脊柱外敷，外包保鲜膜。患者平卧，施灸者用艾条灸膻中、上脘、神阙、气海穴，灸至60分钟。患者自诉麻胀凉感加重，后来双脚湿凉，最后双足有热感，下肢灸血海、阴陵泉、足三里、三阴交穴，灸90分钟，最后患者自诉麻胀凉感减轻，双腿轻松。

第三次治疗，中药外敷大腿，承扶、委中、足三里、阴陵泉、三阴交穴，艾灸夹脊、肾俞、命门、尾闾，灸至60分钟。患者自诉，小腹有热感，沿膀胱经传至双足，又加灸30分钟，整个大腿有热感。最后灸膻中、神阙、关元，患者自诉麻木感减轻，脚不凉胀了。经过一个月灸疗，患者到医院做体检，报告尿蛋白正常，双足不再麻凉胀，颜色恢复正常，大便正常，血压高压130至低压75，心律每分钟70下左右，头不晕、不胀，睡眠好，吃饭有胃口。老人表感谢，送锦旗一面，以后继续每月做保健灸6次，身体一直很好，未复发。

以上案例，用天灸药加艾灸、针刺，治疗糖尿病并发症，疗效快，患者无痛苦，无毒副作用，整个治疗方法就两个字，调气。用艾灸加天灸药治疗糖尿病并发症，不管是哪种并发症，都要打通全身经络，调通气。气是血之帅，只有气通了，血才能通。瘀滞在体内的病气、毒素排出体外，人才能健康。

第二节　周天养生灸

1. 心养生灸

心包经是沿着人体手臂前缘的正中线走的一条经脉，一直走到中指。人的手心里有劳宫穴，劳宫穴也是心包经的一个重要穴位。如果心包有热，就会体现在劳宫穴上，即手心热。如何解决？可以灸心包经。先施灸位于腋下的极泉穴（极泉穴是解郁大穴，属于心经穴位），然后沿着手臂前缘的正中线向外施灸。施灸心包经，对心包的一些气机非常有效。

心包经养生灸，对治疗、防止心脑血管疾病尤为重要。上工治未病，养心灸可防止心脏病、心血管疾病。

灸法要点：主穴为心俞、夹脊、神道、至阳、极泉、内关、膻中，配穴为肾俞、命门、关元、足三里。每次艾灸温和灸，60~90分钟。

2. 肝养生灸

防治肝胆病证，应经常做养生保健灸，增强人体正气，驱除体内湿邪之气；避免过食肥甘，尤其要避免饮酒过度，黄疸、臌胀患者更应禁酒；食盐有凝涩之弊，臌胀病人应限制食盐的摄入。

灸法要点：主穴为身柱、至阳、肝俞、命门、膻中、关元，配穴为足三里、三阴交、涌泉。

3. 脾养生灸

任何疾病，都是在人体内有瘀血的情况下发生的，而脾经正好具有生成和运输新鲜气血这些功能，从而通气、活血、解瘀。只要把脾经调养好了，就可以百病不生，即使有病也会很快痊愈。最安全有效并且持久的方法就是艾灸脾经，可以帮助调节身体上由于气血瘀滞造成的各种症状。中医认为，"久坐伤肉"，肌肉得不到锻炼，就会引起脾虚，"伤肉"也就是伤脾。平时多艾灸脾经，可增强脾经的运化功能，补充因久坐损耗的元气。

灸法要点：主穴为身柱、至阳、脾俞、命门、膻中、关元，配穴为足三里、阴陵泉、三阴交。每次灸90~150分钟为宜。

4. 胃养生灸

胃是后天之本。胃经不通的常见症状：喉咙痛，胃痛，怕热，消化不良，倦怠，膝关节酸痛，便秘，唇干舌燥，身体消瘦。

灸法要点：主穴为胃俞、肾俞、命门、上脘、中脘、下脘、神阙、关元、足三里，每次灸90~150分钟为宜。

5. 肺养生灸

手太阴肺经所发生的病候。《黄帝内经·灵枢·经脉》载："肺手太阴之脉……是动则病肺胀满，膨膨而喘咳，缺盆中痛，甚则交两手而瞀，此为臂厥。是主肺所生病者；咳，上气喘渴，烦心胸满，臑臂内前廉痛厥，掌中热。气盛有余，则肩背痛，风寒，汗出中风，小便数而欠。气虚，则肩背痛寒，少气不足以息，溺色变。"本经主要病症为：胸部满闷，肺胀，气喘，咳嗽，心烦，气短，肩背痛，及经脉所过部痛，厥冷，掌中热。

灸法要点：肺俞、膻中、关元、肾俞、命门、足三里、阴陵泉，每次灸90~150分钟为宜。

6. 肾养生灸

肾虚指肾脏精气阴阳不足。肾虚的种类有很多，其中最常见的是肾阴虚，肾阳虚。肾阳虚的症状为腰酸、四肢发冷、畏寒，甚至还有水肿，为"寒"的症状，性功能不好也会导致肾阳虚；肾阴虚的症状为"热"，主要有腰酸、燥热、盗汗、虚汗、头晕、耳鸣等。

现代科学证明，当人发生肾虚时，无论肾阴虚还是肾阳虚，都会导致人的免疫能力降低。有更多的证据表明，肾虚发生时，肾脏的免疫能力降低，而肾脏的微循环系统亦会发生阻塞，肾络呈现不通，所以对于肾虚的治疗应防治结合。

灸法要点：肾俞、命门、神阙、关元、足三里、阳陵泉、百会，每次灸90~150分钟为宜。

第三节　周天美容灸

孟子说："充实之谓美。"可见人之美，不只是形体的外表，更重要的是精、气、神的饱足。若一个人元阳不足，只靠美白增色化妆品敷盖，那不是真正健康的美。运用周天灸法，驱寒助阳，温经通络，活血化瘀，可达到防病健身、延年驻颜、维护和创塑人体神形之美的目的。

1. 肾阳虚调理

中医认为，肾主水，肾阳对水液有气化蒸腾作用。若肾阳不足，蒸腾汽化无力，则出现小便清长、面色不华、虚寒怕冷、眼睛混浊、黑眼圈等症状。肾虚多为长期积累成疾，切不可急于求成而用大补之药进补，或者用化妆品敷盖掩饰面容形象，而应慢慢调理。肾阳亦称为元阳、真阳、真火，十二经之根，先天之本在于肾。肾与命门本同一气，为人身阴阳消长之枢纽。肾阳主一身之阳气，如肾阳虚症状不从根本上调理，用多少高级美容产品，也是隔靴搔痒。

肾阳虚的临床表现有多个方面，如：神疲乏力、精神不振、活力低下、易疲劳；畏寒怕冷、四肢发凉（重者夏天也凉）、身体发沉；腰膝酸痛、腰背冷痛、筋骨萎软；性功能减退、阳痿、早泄，易患前列腺炎等；小便清长、余沥不尽、尿少或夜尿频多；听力下降或耳鸣；记忆力减退、嗜睡、多梦、自汗；易患腰痛、关节痛等；易患骨质疏松症、颈椎病、腰椎病等；虚喘气短、咳喘痰鸣；五更腹泻，或者便秘；身浮肿，腰以下尤甚，下肢水肿；小腹牵引睾丸坠胀疼痛，或阴囊收缩，遇寒则甚，遇热则缓；须发易脱落、早白；形体虚胖或羸瘦；反映在面部，则色青白无光或黧黑，双目混浊。

【病例一】

孙某某，女，36岁，2013年经人介绍来就诊，自诉：神疲乏力、精神不振、活力低下、易疲劳；畏寒怕冷、身体发沉；腰膝酸痛、腰背冷痛，夜尿多，面容浮肿，面部黧黑，无光泽，双目混浊无神。这些年喝了不少中药，每年光做美容得消费20多万，但不解决问题。

【天灸药配方】

附子30克，桂枝30克，白术60克，甘草60克，黄芪60克，白芍90克，山萸肉60克，枸杞子30克，菟丝子60克，川芎60克，桃仁30克，红花30克，赤芍60克，丹参90克，蒲黄60克，乳香30克，食盐30克。

【操作手法】

上药均研细末，用开水调至干糊状，用保鲜膜、膏药贴外敷肾俞、命门、神阙、足三里，留药4~12小时。

艾灸温和灸，脾俞、肾俞、至阳、阳关、命门、关元，每次90~120分钟为宜，9天一疗程。经三个疗程调理，自诉身体症状消失，面色红润，精神饱满，肤色光泽。自从做周天灸美容后，就没去美容院，只是在家用些化妆品，即便不用化妆品也有健康自然美容状态，以后定期做美容保健灸。

【病例二】

李某某，男，52岁，2012年来调理。自诉：神疲乏力，精神不振，畏寒怕冷；四肢发凉，身体发沉，腰膝酸痛，腰背冷痛，筋骨痿软；阳痿，前列腺炎，小便清长，余沥不尽，夜尿频多，下肢水肿，小腹牵引睾丸坠胀疼痛；面色黧黑，无光泽，脸总像多少天不洗脸。为调气色不好，经常到男士会所调理，自诉只是缓解，不能根本解决。

【天灸药配方】

牛膝60克，车前子60克，肉桂60克，熟地黄90克，巴戟天60克，淫羊藿60克，山茱萸60克，生姜60克，桂枝90克，樟脑15克，冰片15克，松节油15克，羌活60克，当归60克，没药30克，食盐20克。

【操作手法】

上药均研细末，用开水调至干糊状，用保鲜膜、膏药贴外敷神阙、肾俞、承扶、承山、足三里（外敷整个穴位周围）。

艾灸以小周天灸法，90分钟，最后做30分钟归元灸。经三个小疗程调理，全身症状消失，面部气色红润，精神饱满。自诉年轻好几岁，前列腺症状消失，阳痿也好了，以后定期做保健灸。

2. 肾阴虚调理

肾阴虚是肾虚的另一种类型，是指由于肾阴亏损、失于滋养、虚热内生所表现的症候，临床表现为腰膝酸痛，头晕耳鸣，失眠多梦，五心烦热，潮热盗汗，咽干颧红，舌红少津，无苔。男子遗精早泄，女子经少或经闭等。

【病例】

周某某，女，38岁，2012年4月9日调理。自诉：头晕耳鸣，失眠，腰膝酸软，闭经，咽干口燥，五心烦热，盗汗；面色黑黄，黄褐斑，特别是脸干燥、毛孔大。虽然长期做美容护肤，但脸部干痒，很多化妆品不敢用，用后有过敏反应，很苦恼。虽然喝中药调整，但效果不大。

【天灸药配方】

熟地60克，山茱萸肉60克，枸杞90克，川牛膝60克，菟丝子60克，鹿胶15克，龟胶30克，桂枝60克，附子30克，肉桂30克，吴茱萸60克，细辛60克。

【操作手法】

上药均研细末，开水调干糊状，用膏药贴、保鲜膜外敷神阙、阴陵泉、足三里、三阴交、肾俞。

艾灸温和灸，主穴：脾俞、肾俞、命门；配穴：承扶、承山、阳陵泉，每次90~120分钟。

此例经一个月调理，身体病症痊愈，面色白里透红，精神饱满，以后定期做养生美容灸。

3. 脾虚调理

脾在五行中属土，在五脏阴阳中属阴中之至阴。脾主运化，统血，升清，输布水谷精微，为"气血生化之源"。人体出生后，各脏腑组织器官皆依赖脾所化生的水谷精微以濡养，故称脾为"后天之本"，其与胃、肉、唇、口等构成脾系统。脾对食物的消化和吸收起着十分重要的作用，因此几乎所有的胃肠道疾病都可出现或伴有脾虚。

脾虚损美症状：面色萎黄，眼袋下垂，精神不振，双目混浊，唇没有光泽，而且颜色发白，经常口干、口臭，牙龈肿痛。

【病例一】

赵某某，女，35岁，2012年就诊。自诉：大便不成形，一天两三次，脱肛，子宫脱垂。四肢发凉，特别脚一年四季冰凉，面目粗糙浮肿，眼袋下垂发黑，小便短少，白带多而有异味。中药没少喝，一年经常做美容，一直未能从根本解决，只是缓解。

【天灸药配方】

陈皮60克,蒺藜60克,防风60克,柴胡90克,黄芪90克,白术60克,党参60克,川芎60克,吴茱萸60克,干姜60克。

【操作手法】

上药均研细末,开水调至干糊状,用保鲜膜、膏药贴外敷脾俞、肾俞、神阙、阴陵泉、三阴交、足三里。艾灸温和灸,以小周天灸法,90分钟,最后做30分钟归元灸。

患者经一个月的调理,脾虚全身症状消失,面色浮肿、眼袋下垂、眼圈发黑症状消失,以后定期做周天灸调理。

【病例二】

陈某某,男,26岁,2013年就诊,自诉:饭后胃胀,肢体倦怠,神疲乏力,身体肥胖浮肿,舌苔淡白。面部浮肿,面色黑黄,毛孔粗大,面部粗糙,口异味特别大。

【天灸药配方】

陈皮60克,蒺藜60克,防风60克,柴胡90克,黄芪 90 克，白术 60 克，党参 60 克，川芎 60 克，吴茱萸 60 克，附子 30 克，干姜 60 克。

【操作手法】

上药均研细末，开水调至干糊状，用保鲜膜、膏药贴外敷脾俞、肾俞、阴陵泉、阳陵泉、足三里、三阴交，留药 6~12 小时。

艾灸温和灸，小周天灸法，90 分钟，归元灸 30 分钟，9 天一疗程。经三个疗程调理，面色光润，浮肿消失，全身症状无。

4. 肺气虚调理

肺气虚，又称肺气不足，即肺的生理功能减弱，多由寒温不适、久咳伤气、悲伤不已、劳逸不当所致。症见咳喘无力，气短，动则益甚，痰液清稀，声音低怯，神疲体倦，面色苍白，畏风自汗，舌淡苔白，脉虚。

《黄帝内经·灵枢·本神》："肺气虚，则鼻塞不利，少气，实则喘喝，胸盈仰息。"少气乏力，稍有劳作则气喘吁吁，呼吸气促；人体抗病能力低下，容易感染外邪，易于感冒，多有畏寒、流清涕之证；遇寒冷，易发作鼻窦炎；常见皮肤干燥、皱缩、瘙痒，秋冬气候干燥时尤其突出。可导致肾阳不足，使水液运行不利，出现尿频数，余沥不尽。面部损美症状，面色苍白，神倦无光，整个面色感，苍白无泽，阴气沉沉。

【病例】

程某，32岁，2013年7月11日就诊。自诉：少气乏力，稍有劳作，则气喘吁吁，呼吸气促；遇寒冷，易发作鼻窦炎；皮肤干燥、面色苍白，没有血色。每天脸部得打腮红，否则脸色特别难看。

【天灸药配方】

生地60克，麦冬60克，天冬60克，北沙参60克，地骨皮60克，甘草30克，川芎60克，附子30克，干姜60克。

【操作手法】

上药均研细末，开水调至干糊状，用保鲜膜、膏药贴外敷中府、云门、尺泽、神阙、肺俞、足三里。

艾灸温和灸，肺俞、至阳、肾俞、命门，每次90~120分钟为宜，留药6~12小时。此例经一个月的调理，全身症状消失，面色红润，精神饱满。

5. 肝气郁结调理

肝有疏泄作用，喜舒畅而恶抑郁。如肝失疏泄或情绪抑郁不舒，均可引起肝气郁结。临床表现多见胁痛、胸闷、脘胀、嗳气，妇女月经不调，面色萎黄，皮肤粗糙，面部暗斑，双目混浊。

【病例】

冯某某，女，43岁，2015年就诊。自诉：乳腺增生，痛经，月经期有黑血块，面部黑黄，皮肤干燥，黑眼圈，眼袋下垂，双目混浊，大便燥结，便秘。

【天灸药配方】

生地60克，白芍60克，金樱子30克，炒白术30克，炙鳖甲15克，山茱萸60克，郁金30克，丹皮30克，当归30克，仙鹤草30克，炒栀子60克，川芎30克，附子15克，干姜30克。

【操作手法】

上药均研细末，开水调至干糊状，用保鲜膜、膏药贴外敷大敦、太冲、中封、中都、膝关、曲泉、足五里、至阳、三阴交、神阙。

艾灸温和灸，至阳、肝俞、肾俞、命门，每次灸90~120分钟为宜，留药4~8小时。经一个月调理至全身症状无，面色红润，皮肤透亮。

6. 手厥阴心包经调理

心包络，为心之宫城，位居相火，代君行事，属于厥阴经，少气而多血。《黄帝内经·灵枢·经脉》载："心主手厥阴心包络之脉……是动则病手心热，臂肘挛急，腋肿，甚则胸胁支满，心中澹澹大动，面赤目黄，喜笑不休。是主脉所生病者，烦心心痛，掌中热。"

手厥阴心包经，主要临床表现为：心动悸，心烦，心痛，胸胁胀闷，经脉所过部不利等。

【病例】

朱某某，男，39岁，2011年就诊。自诉手心燥热，腋肿胀痛，心慌气短，面黑赤红，脸红布满血丝，外号"关老爷"，目黄混浊，心烦心痛。曾做过激光除血丝，当时见效，过后脸又布满红血丝，很苦恼无奈。

【天灸药配方】

肉桂30克，附子30克，干姜30克，桂枝60克，连翘60克，苦参30克，冰片15克，黄连15克，金银花30克。

【操作手法】

上药均研细末，开水调干糊状，用保鲜膜、膏药贴外敷天池、天泉、曲泽、间使、内关、神阙。

艾灸温和灸，至阳、心俞、肾俞、命门、膻中、关元，每次90~120分钟为宜。经一个月的调理，身体症状无，面部温润，血丝皆除，双目有神。

7. 胃经不通调理

胃经不通，会出现疲劳、身体倦怠、缺乏元气等症状。皮肤没有光泽，面部黑黄。双目呆滞，嘴唇容易破裂，有纵形皱纹，唇边容易溃烂。发声无力，发音模糊。精神不振，迟疑不决，闷闷不乐，经常苦恼，因此更加重消化系统的负担，有喜吃甜食的倾向。此外，对清淡的食物有偏好，不爱吃油腻的食物。若要长久保持同一姿势，则会坐立难安，无法镇定下来。因为胃经的异常，经常被原因不明的头痛所折磨，会出现前头部和眼睛的疼痛、鼻塞、喉咙痛、腹胀等症状。脚部觉得虚弱、麻痹酸胀。

【病例】

钟某某，女，41 岁，2011 年 3 月 14 日就诊。自诉：常年胃胀胃酸，双腿无力，面容黑黄，皮肤粗糙，双目呆滞，虽常年做美容，只是敷盖。

【天灸药配方】

柴胡 60 克，厚朴 60 克，川芎 30 克，香附 30 克，枳壳 30 克，沉香 1 克，砂仁 15 克，木香 30 克，附子 15 克，干姜 30 克，艾叶 30 克。

【操作手法】

上药均研细末，开水调干糊状，用保鲜膜、膏药贴外敷阴市穴、梁丘穴、足三里穴、上巨虚穴、下巨虚穴、中脘穴、神阙穴。

艾灸温和灸，胃俞、肾俞、阳关、关元，每次灸 90~120 分钟为宜。经两个月的调理，全身症状无，面色细润，精神饱满，双目有神。

附录

答疑解惑

问：周天灸与中医及各派灸法有什么区别？

答：本门师传周天灸法，是师承修炼功法辅助方法，是外丹术。借助天灸药外敷，艾灸、针刺、点穴、按摩、刮痧等方法，调通全身经络、气血。把体内浊气、混元气、真气调通后，运用九大秘法，打通小周天、大周天，达到道家修炼最高境界，并运用此法防病治病。在整个运用过程中，以调精、调气、调神为核心，而不是在某个经络、穴位上做文章。

中医艾灸以艾灸调和阴阳、温通经络、驱散寒邪、行气活血，消瘀散结等，核心是在经络穴位上做文章。

问：周天灸有理论方面的书么？

答：本门派，没有书流传于世，我恩师只有天灸药方配伍传于我。周天灸理、法、术，都是通过口传心授传于我，过去传承，三口不言，六耳不传。真传一句话，假传万卷书。

问：周天灸只能口传心授吗？

答：周天灸中的内观法、七窍（目、鼻、舌、口、肛门、耳、尿道）引气法只能口传心授，否则不能完全掌握，理、法、术会出偏差。

问：周天灸有什么禁忌？

答：过饥、过饱、醉酒、房事后，雷雨天气、环境不安静的时候不能做周天灸。周天灸是以调气、调精、调神为核心，灸后要注意保暖，不吃寒凉、冰冻食物，切忌水果、冷水、饮料等。

问：周天灸外敷药有什么禁忌吗？

答：天灸药外敷，属外治方法。清大医吴师机在其《理瀹骈文》所言："外治之理即内治之理，外治之药亦即内治之药，所异者法耳。"天灸药外敷，因每人病情、体质不同，如出现皮肤红疹、发痒，这是引寒邪出体表之反应，会影响睡眠，可选择减少用药量及停药。

本书中天灸药配方用药量仅供参考。

问：能否讲讲您的周天灸师父和传承？

答：我师父本是隐修之人，在让我自立门户前回答过我问过的传承问题。师父说本门传承可追溯到老子、王玄甫、钟离权、张伯端等，但从我师爷那辈起就开始隐修。师父把功法传于我，也是希望我以后自立门户不要张扬，我尊重恩师的教诲。

问：在周天灸的"禁忌穴"真的不能针刺吗？

答：传统中医理论由于始终要以气脉通畅为前提，因此，日常"望闻问切"的"望"感知"气"，了解"气"在生命中的应用。

"望闻问切"的"望"，非常高级，通过"望"就可感知气场。我们每个人都有能量场，有气场，大道至简。通过望闻问切，就可以治未病，防病以及治病。

生活中许多人会感到非常不舒服，去医院做各项检查，说没病，被划归为亚健康。事实是当人体气血不足，气不行、血不足，就会出现瘀滞，身体不舒服。时间长了，等病到脏腑的时候，就会愈加难受，逐渐发展到长瘤子，开始组织病变了，就是病入膏肓，无法救治了。也就是说，当机器能看到肿瘤和组织病变的时候，就基本无可救药了。

但中医通过望闻问切感知"气"，就可以了解人的身体状况，提前防治。因此在合适的阶段选择不同的方法，我们自己也能从人体的"气、色"把握自己的身体状况，做到"防病未然、有病知根、救治有法、康养天年"。

问：为什么说周天循环，经络通百病消？

答：经脉打开、气道通畅，周天循环，经络通百病消是自然而然的事情。

经络通后，乳腺结节、乳腺增生自然都会化掉，因为结节和增生是气滞血瘀状态下产生的东西。所以所有疾病的重点需要解决的基本上是心瘀问题。

问：为什么最高境界都是无为的？

答：通经络的方法很多，除了周天灸，本门派的站桩也是一种方法。

这个桩不受时间、地点限制，不是动作夸张、大声呼喊的，而是修炼循序渐进、比较平和。站桩站到"无极升太极、无为而生有为"的时候，功力就会上升。

随着气血不断充盈通畅,"炁"也会越足。

平和意味着不跟身体较劲,气血也是通畅的。身体越来越通畅,气也越来越足。到了一定程度,身体的气血会非常充盈。

把身体调整好,不去医院,不治已病治未病,不让人为的东西干预我们。

问:进入功态和自然状态,会有很多改变吗?

答:进入恬静虚无状态,就会保持"正念"。随时随地处于功态,这样既不累,还会心情愉悦、效率高。因此站桩时会困,那就躺着,这样躺着也比直接昏睡躺下有效果。

中午以站桩的姿态打个盹,十来分钟就倍儿精神,因为此时是一种气的状态,不是随便睡那种昏睡状态。

如果站桩的时候困了,可以坐着。生活中行、走、坐、卧都可以作为练功时机,要顺着气和势,不要纠结和逆着。

进入功态,进入自然状态,就不会感觉累!

问:"炁、氣、气"三个字有什么区别?

答:南怀瑾先生解释过,我借用一下。"炁"字,是古文用字,上面的"旡",就是"无"的古字。下面的"灬"字,就是火的变体。古代道家的丹经道书,提到了"炁",便常用"炁"字,也可以说,无火之谓"炁"。

在五行之中,心属"火",所以无火之谓"炁"。做到息心清静、无思无虑之境,才是真"炁"运行的境界。

"气"字,也是古文用字,籀文、篆书大多都用"气"字,这个"气",代表自然界的大气。

"氣"字,是后代通用字,但从古代道家与中国古代医学的观念来说,这是人们吃食米谷之后,而有生命呼吸作用的"氣"。

问:"先天一炁"究竟是什么?

答:《易经》说"先天而天弗违,后天而奉天时",天地无法违背,本体的力量叫先天,我们现在的生命及一切的万有,都算后天。

先天没有一切,本来无一物;后天"奉天时",要顺应自然,本体功能的规范不能违背。

"先天一炁"从虚无中来,越空得了,身心就越放得开,越接近于先天,就有真的"炁"来。

所谓"恬淡虚无,真气从之,精神内守,病安从来"，就是这个意思。因此达到这个境界，基本属于真正的身心健康了。

问："炁"真的存在吗？

答：你见过你爸爸妈妈，还见过你爷爷，但是你见过爷爷的爷爷，太爷的爷爷吗？可能你会说："听说过，没见过。"虽没有见过，没有一个说不存在吧？

《黄帝内经·素问·宝命全形论》曰："天覆地载，万物悉备，莫贵于人。人以天地之气生，四时之法成。""天地合气，命之曰人。"气是至精至微的物质，是生命的基础。

掌握了这个气，在自身保健、调理上，就会体会"炁"，理解"炁。"当你理解"炁"的时候，就可以运用它调理自己与他人。

问：历代医家论灸非常多，您能举一二例吗？

答："医圣"孙思邈在《千金方》中说："其有须针者，即针刺以补泻之，不宜针者，直尔灸之，此为良医。若针而不灸，或灸而不针，皆非良医也。针灸不药，药不针灸，尤非良医也。"足见他非常重视灸法。他说："凡人居家及远行，随身常有熟艾一升。"据说"若要身体安，三里常不干"养生理念，也是他留下的。史书记载，孙思邈应召入宫时年逾70岁，唐太宗观其容貌气色、身形步态竟皆如少年一般。

晋朝葛洪的妻子名叫鲍姑，当时江南闹瘟疫时，她就用艾草救人无数，后世给她立鲍姑庙，称她"灸神鲍姑"。从古至今，关于"灸"的门派非常多，都做出了不可磨灭的贡献。

周天灸，代代传承，师父授我真传，允许我开山立派，行医济世。行医习武多年后，作为师父的传承弟子，感恩师传、师恩，我将于余生用毕生所学帮助他人。